# SUITE

## DU

# CHIRURGIEN

## D'HÔPITAL,

### CONTENANT

## DIFFERENS TRAITEZ,

Du Mercure ; des Maladies des Yeux &
de la Peste ; des Tumeurs enkistées ;
des boutons du visage ; des playes de
Poitrine ; des Playes tortueuses ; des
Injections ; du mot d'Escarre ; de la
chute de l'intestin dans le scrotum ;
du sarcocele & miserere.

*Par* AUGUSTIN BELLOSTE, *Premier
Chirurgien de feue Madame Royale
Douairiere de Savoye.*

Dédié au Roy de Sardaigne.

A PARIS,
Chez LAURENT D'HOURY, Imprimeur-Libraire,
au bas de la rue de la Harpe, au St Esprit.

MDCCXXV.
*Avec Approbation & Privilege du Roy.*

# AU ROY
## DE SARDAIGNE.

IRE,

*Ayant eu l'honneur de servir* VOTRE MAJESTE' *il y a environ quarante ans, en qualité de Chirurgien Major de ses Hôpitaux d'Armée, & ayant eu depuis celuy d'être pendant vingt-six ans Premier Chirurgien de sa Royale Mere de glorieuse mémoire;*

ã ij

# EPITRE.

Je me crois obligé par devoir & par reconnoiſſance de mettre aux pieds de V. M. mon ſecond Tome du Chirurgien d'Hôpital.

Quelque bon accueil que l'on ait fait au premier, le ſecond a beſoin de la protection particuliere de V. M. par rapport à un Syſtême nouveau, qui malgré ſon utilité, ſe trouvera contraire au génie & à l'intereſt de pluſieurs.

Mais, SIRE, c'eſt une maxime reçûe de tous les temps, que l'univerſel doit être préferé au particulier. Quoique V. M. m'ait honoré de ſon ſuffrage, qu'Elle ait été convaincue des bons effets du Mercure que j'employe, & qu'Elle m'ait même fait l'honneur de mettre mon Syſtéme au jour ; je

# EPITRE.

laisse cependant au Public la liberté de le recevoir ou de le rejetter,
me contentant d'avoir obéi aux
ordres de V. M. & à ce que la
charité & le bien des pauvres malades exigent de moy.

L'on me reprochera avec raison d'avoir sorti de ma sphere;
mais le nombre prodigieux des experiences que j'ai faites, m'y ont
comme forcé.

Je n'ai pû retenir mon zele
pour le bien des malades, comme
je ne l'ai pû retenir autrefois pour
celui des blessez.

Ma méthode a eu l'honneur
d'être approuvée de V. M. l'ayant
vû réussir en plusieurs rencontres,
dans des cas de la derniere importance; & même son succès dans

ã iij

# EPITRE.

toute l'Europe ayant paſſé mes eſperance, ne refuſez pas, SIRE,
je vous ſupplie, l'hommage que je
fais à V. M. de mes derniers travaux.

Honorez de votre Royale protection un vieux Praticien qui
donne encore, dans les Traitez
dont ce Recueil eſt compoſé, des
moyens doux & faciles pour déli-
vrer les hommes de pluſieurs
grands maux, & qui met toute ſa
gloire & ſon bonheur à ſes pieds,
avec tout le reſpect & la ſoumiſ-
ſion poſſible, voulant vivre &
mourir,

DE VOTRE MAJESTE',
SIRE,

Le très-humble, très-obéïſſant,
très-fidel, & très-ſoumis ſer-
viteur, BELLOSTE.

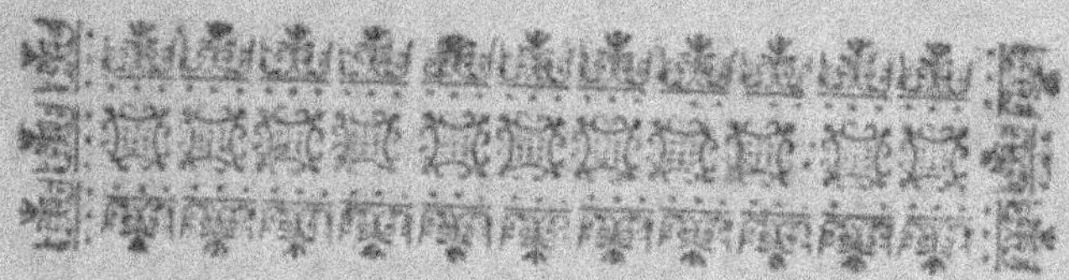

# APPROBATION

*De Monsieur* ANDRY, *Conseiller Lecteur & Professeur Royal, Docteur Régent de la Faculté de Medecine de Paris, & Censeur Royal des Livres.*

J'AY lû par l'ordre de Monseigneur le Garde des Sceaux, ce manuscrit intitulé *Second Tome du Chirurgien d'Hôpital* ; je n'y ai rien trouvé qui en puisse empêcher l'impression. Fait à Paris ce 2. Aoust 1724.

ANDRY.

---

*PRIVILEGE DU ROY.*

LOUIS, par la grace de Dieu Roy de France & de Navarre ; A nos amez & féaux Conseillers, les Gens tenant nos Cours de Parlement, Maîtres des Requêtes ordinaires de notre Hôtel, Grand Con-

ſeil , Prevoſt de Paris , Baillifs , Séné-
chaux , leurs Lieutenans Civils , & autres
nos Juſticiers qu'il appartiendra; SALUT.
Notre bien amé LAURENT D'HOURY
pere, Imprimeur & Libraire à Paris, Nous
ayant fait remontrer qu'il luy avoit été
mis en main un manuſcrit qui a pour titre *le Chirurgien de l'Hôpital , par M.*
*Belloſte ,* qu'il ſouhaiteroit imprimer ou
faire imprimer & donner au Public , s'il
Nous plaiſoit lui accorder nos Lettres de
Privilege ſur ce neceſſaires : A ces cauſes
voulant favorablement traiter ledit Ex-
poſann , Nous luy avons permis & per-
mettons par ces Préſentes de faire imprimer ledit Livre en tels volumes , forme ,
marge , caracteres , conjointement ou ſé-
parément , & autant de fois que bon lui
ſemblera , & de le vendre , faire vendre
& debiter par tout notre Royaume , pendant le tems de dix années conſécutives
à compter du jour de la date deſdites Pre-
ſentes. Faiſons défenſes à toutes ſortes
de perſonnes , de quelque qualité & con-
dition qu'elles ſoient , d'en introduire
d'impreſſion étrangere dans aucun lieu
de notre obéiſſance ; comme auſſi à tous
Libraires , Imprimeurs , & autres , d'imprimer, faire imprimer, vendre, faire ven-

dre, debiter ni contrefaire ledit Livre en tout ni en partie, ni d'en faire aucuns extraits sous quelque prétexte que ce soit, d'augmentation, correction, changement de titre, ou autrement, sans la permission expresse & par écrit dudit Exposant, ou de ceux qui auront droit de lui, à peine de confiscation des exemplaires contrefaits, de quinze cens livres d'amende contre chacun des contrevenans, dont un tiers à Nous, un tiers à l'Hôtel-Dieu de Paris, l'autre tiers audit Exposant, & de tous dépens, dommages & intérêts; A la charge que ces Presentes seront enregistrées tout aulong sur le Registre de la Communauté des Libraires & Imprimeurs de Paris, & ce dans trois mois dela date d'icelles; que l'impression dudit Livre sera faite dans notre Royaume, & non ailleurs, en bon papier & en beaux caracteres, conformément aux Reglemens de la Librairie; Et qu'avant que de l'exposer en vente, le manuscrit ou imprimé qui aura servi de copie à l'impression dudit Livre, sera remis dans le même état où l'approbation y aura été données, ès mains de notre très-cher & féal Chevalier Garde des Sceaux de France le sieur FLEURIAU D'ARMENONVILLE,

Commandeur de nos Ordres ; & qu'il en
sera ensuite remis deux Exemplaires dans
notre Bibliotheque publique, un dans
celle de notre Château du Louvre, & un
dans celle de notredit très-cher & féal
Chevalier Garde des Sceaux de France le
sieur Fleuriau d'Armenonville, Commandeur de nos Ordres : le tout à peine
de nullité des Presentes. Du contenu desquelles vous mandons & enjoignons de
faire jouir l'Exposant ou ses ayans cause
pleinement & paisiblement, sans souffrir
qu'il leur soit fait aucun trouble ou empê-
chement. Voulons que la copie desdites
Presentes, qui sera imprimée tout au long
au commencement ou à la fin dudit Livre soit tenue pour duement signifiée, &
qu'aux copies collationnées par l'un de
nos amez & féaux Conseillers & Secretai-
res, foi soit ajoûtée comme à l'Origi-
nal. Commandons au premier notre Huis-
sier ou Sergent de faire pour l'exécution
d'icelles tous Actes requis & nécessaires,
sans demander autre permission, & non-
obstant clameur de Haro, Charte Nor-
mande, & Lettres à ce contraires ; Car
tel est notre plaisir. Donné à Fontaine-
bleau le dixiéme jour du mois de Septembre l'an de grace mil sep cens vingt-

quatre, & de notre Regne le dixiéme.
Par le Roy en son Conseil,

*Signé*, NOBLET.

*Registré sur le Registre VI. de la Chambre Royale des Libraires & Imprimeurs de Paris, n°. 71, fol. 63, conformément aux anciens Réglemens, confirmez par celuy du 28 Février 1723. A Paris le 22 Septembre 1724.*

BRUNET, Syndic.

# TABLE
## Des Traitez contenus dans ce Livre.



SUITE

# SUITE

## DU

# CHIRURGIEN

## D'HÔPITAL.

Es differentes piéces dont ce petit Receüil se trouve composé, pourront bien paroître au jour, sans le secours d'une Préface; car l'on peut voir d'un coup d'œil, que ce ne sont que des expériences de pratique, acquises par un très-long exercice, & une continuelle application : cependant pour servir d'avis à ceux qui pouroient n'avoir pas lû

mon premier Ouvrage, imprimé
pour la premiere fois l'an 1695.
J'ai cru à propos de les avertir de
la liaison que celui-ci doit avoir
avec l'autre ; que le premier tirera
un nouveau luftre, de ce que nous
expofons dans celui-ci, & que ce
fecond tire fon origine du premier, & que ce n'eft proprement
qu'une fuite qui le perfectionne ;
quoique fans ce fecours, il a été
affez heureux, pour avoir une approbation univerfelle, & pour
avoir été traduit dans toutes les
Langues de l'Europe.

Il eft bon de fçavoir auffi, que
la traduction Italienne, faite par
le très-illuftre M. Sancafany,
Confeiller & premier Medecin de
S. A. S. Mgr le Duc de Guaftale,
a révolté quelques efprits entêtez
des vieilles maximes, & qui ont
écrit contre cette nouvelle méthode.

La Chirurgie leur a quelque

obligation, leurs ténébres ont il-
luminé mon imagination, ils
m'ont comme arraché des raiſons
& des preuves, qui pourront faire
quelques progrès ; ces choſes
m'ont remis la plume à la main :
je me ſuis cru obligé de défendre
mon zelé Traducteur, que l'on at-
taquoit indirectement, en répon-
dant aux doutes & aux objections,
& en combatant par des raiſons &
des expériences de pratique, les
fauſſes maximes de l'Antiquité.

Ce qui me ſurprit dans cette
diſpute, ce fut de voir toutes mes
Lettres traduites & imprimées,
par les ſoins de mon très-éclairé
Traducteur, malgré leur ſtile dur,
laconique, ſerré, & ſans artifice.

Cependant elles furent bien re-
çûes par quantité de très-bons
Profeſſeurs très-éclairez, dont le
nombre eſt grand en Italie ; il y a
pluſieurs piéces qui ſont entre les
mains de mon Traducteur, deſ-

quelles je n'ai aucune copie : il y
en a quelqu'unes ici qui font imprimées en Italien, je les ai feulement repaſſées, polies & augmen-
tées : mais comme la Langue Italienne, n'eſt pas trop commune
en France, j'ai cru obliger le public, en les donnant dans ma Langue naturelle, qui eſt la mere nour-
rice de mon premier Ouvrage.

L'on ſçaura auſſi que j'ai été
aſſez heureux, pour m'être rencontré de moi-même, avec le fameux Ceſar Magati, & l'avoir enſuite réſuſcité, après avoir été é-
clipſé plus d'un ſiécle.

Voilà donc un petit miracle que
mon premier Ouvrage a fait; dans
celui-ci, l'on verra des autres mi-
racles de l'Art, des yeux entiérement perdus, réparez par la vertu
d'une opération ; pluſieurs maux
extrêmes & mortels, traitez ſuivant des maximes mal fondées,
terminez heureuſement avec dou-

ceur & promptitude ; c'eſt ce que l'on verra ſi l'on ſe donne la peine de lire cet Ouvrage, & que l'on é-prouvera ſi l'on veut bien le prati-quer ; la réſurrection de Magatus eſt dûe au hazard, l'heureux ſuc-cès de notre opération pour les maladies des yeux, n'eſt point de mon invention; j'ai ſeulement l'a-vantage de l'avoir miſe en lumié-re par pluſieurs occaſions favora-bles, n'ayant vû en ma vie, qu'un ſeul homme qui l'ait miſe en pra-tique avant moi.

Le Mercure dont je publie ici les vertus, eſt un miracle de la na-ture, & parmi les rémedes, le plus rare préſent de la Providence.

Le hazard a plus contribué à me le faire conoître, que tout ce que j'ai vû de Maîtres qui l'ont employé, & que tout ce que j'ai lû d'Auteurs qui en ont traité.

C'eſt je l'avoue ſans raiſonner, que j'ai commencé à m'en ſervir ;

les premiers succès m'ont enhardi , j'ai suivi hardiment & fait expérience sur expérience ; les postes que j'ai occupez ensuite , m'ont fourni des occasions avantageuses ; des maladies croniques inveterées , & que l'on regardoit comme incurables, ont été terminées heureusement par le Mercure crud ; je lui ai trouvé un frain qui l'arrête , je veux dire , qui l'empêche de se sublimer ; je ne laisse pas de croire que sans ce frain , la chaleur du corps n'a pas assez de force pour sublimer le Mercure. Je l'ai mêlé avec des purgatifs legers , qui déterminent une partie de son action par les selles ; j'ai vû qu'une autre partie se communique au sang , s'unit sans perdre sa figure ronde , avec la limphe qu'il circule avec elle, ne la quite point qu'il ne l'ait mise en état de pénétrer par tout , par sa subtilité & sa fluidité de nourrir tout , par le

moyen de ses particules balsami-
ques, qu'il rétablit dans leur état
naturel, quand elles en sont dé-
chûes, qu'il détruit tous les obstacles qui pouvoient s'opposer à
son cours ; qu'il est ennemi juré
de tout ce qui est hétérogene, vicieux & malin ; comme à force de
l'employer, j'ai connu ses vertus,
& tâché de pénétrer dans la mécanique de son action; j'ai négligé
de recourir aux Auteurs qui en
ont écrit, & j'en ai lû très-peu ; je
sçais que quelques-uns le louent,
comme M. Lemery, & quelques
autres.

Avicenne dit, que quelqu'uns
en boivent sans incommodité, &
l'ordonne pour la teigne des enfans. Planiscampy donne au Mercure, plus de qualité qu'au Gaïac.
Marianus Sanctus, en ordonne
trois livres dans le *Miserere*. An-
tonius Musa, & Mesué, le con-
seillent pour les vers, & pour la

galle. M. le Duc , Médécin , qui a fait le voyage du Levant dit , que les femmes à Smirne qui veullent devenir graſſes , avalent ſouvent deux dragmes de Mercure crud; il ſe mocque de ceux qui le croyent un poiſon , car dit-il , les ouvriers d'une certaine mine de Mercure , avoient pris la coutume d'en avaler quelques livres , en quittant le travail, étant chez eux le vidoient & le vendoient , laquelle choſe ayant été découverte , on les faiſoit reſter après avoir quitté le travail , quelques heures enfermez dans une chambre , ainſi ce qu'ils avoient avalé étoit obligé de ſortir , ne pouvant le rétenir long-temps dans le corps ; les uns le croyent chaud , les autres froid.

Cependant s'il adoucit le ſang , s'il appaiſe les douleurs les plus aigues , & le tumulte des eſprits , & dans le volutus, & dans une quantité d'autres maux , & s'il engraiſse , comme l'on n'en peut point douter, toutes ces choses marquent qu'il est plutôt froid que chaud , ou du moins qu'il est tempéré entre l'un & l'autre.

Qu'il soit chaud ou froid , je m'arrête aux effets , & non aux qualitez ; que l'on le loue, que l'on le blame cela ne diminue rien de sa bonté ; c'est une chose de fait , que rien dans la nature , n'est capable de faire , dans presque tous les maux , des effets si surprenans & si salutaires : cependant beaucoup de gens le décrient ; il est bon ce dit-on , mais il est dangereux ; c'est en dire du bien & du mal , insinuer la crainte & le doute, & priver par ce moyen , bien des affligez du prompt secours qu'ils pourroient tirer de son usage , & qui languissent & souvent périssent chargez de maux , & de rémédes inutiles.

Comme l'expérience est la plus

forte des preuves, j'ai cru à propos de donner ici la rélation de
quelques cures, faites en differens temps, sur differens sujets,
& sur differentes maladies ; si j'a-
vois à écrire toutes celles que j'ai
faites depuis quarante & trois ans
que je me serts de ce Mercure, un
gros volume auroit peine à les contenir : j'ai suivi dans ce Traité, la
même méthode que j'ai observée
dans mon premier Ouvrage, où
j'ai mis à la suite de chaque cure
des playes, une observation en
forme de réflexion ; j'ai mis aussi
à celle-ci un raisonnement à chaque expérience, pour faire voir
ce que j'ai conçû de la mécanique de ce Remède.

L'an 1681. étant à Turin, un
jeune Abbé me fit confidence,
qu'après un acte impur il avoit été
attaqué de quelques maux vénériens, dont il avoit été maltraité,
que depuis quelques mois, il étoit

affligé de douleurs nocturnes en plusieurs parties du corps, & d'une ulcére au nez qu'il me fit voir ; que la situation de ses affaires & la saison, ne lui permettoient pas de se faire traiter ; que même il lui importoit beaucoup que personne ne pût s'appercevoir qu'il eut une telle maladie , qu'il me prioit très-fort de lui chercher quelque remede , qu'il pût prendre en cachette , pour empêcher le progrès du mal ; que le Printemps il iroit se faire traiter à Paris.

Le mercure alors ne m'étoit que superficiellement connu, je ne laissai pas de lui former à ma mode, une masse de pilules purgatives, & je lui en fis prendre de deux jours l'un , le soir en se couchant.

Il n'en eut pas pris plus de cinq prises , qu'il me dit que ses douleurs avoient diminué , & que son ulcére alloit mieux.

A vj

Enfin, vers la onze ou douzié-
me prife, il fe trouva entiérement
gueri, avec autant de furprife pour
lui que pour moi, qui ne lui donnoit ce remede que comme un pal-
liatif.

Je ne laiffai pas de lui en faire
prendre encore quelques prifes,
pour affeurer la guérifon ; & c'eft
la pure veritité qu'il n'a depuis
reffenti la moindre incommodité.

Quand l'on fera réflexion que
le mercure eft le feul & unique remede, qui peut détruire le virus
venerien ; l'on ne feras pas furpris
qu'il ait produit cet effet, dans le
cas dont il eft ici queftion : mais
l'on a lieu d'admirer qu'il ait pû
agir fi falutairement, fans avoir
caufé au Malade, ni trouble ni agitation, qu'il ne l'ait privé ni du répos, ni des alimens ordinaires,
qu'il n'ait jamais pendant la cure
gardé ni la chambre ni le lit, qu'il
n'ait enfin rien changé dans fa ma-

niére de vivre, & que personne ne
se soit apperçû qu'il ait été traité ;
c'est ce qu'il y a de singulier.

C'est la premiere cure que j'aie
faite de cette maniere, étant Chirurgien Major des Hôpitaux de
de Briançon, & d'où j'en ai traité
quantité avec ce simple remede,
qui ont eu un pareil succès ; en l'an
1694, Monsieur le Maréchal de
Catinat, m'envoya à Oulx plusieurs Officiers subalternes attaquez des mêmes maux, qui n'ont
pris d'autre remede, & qui sont
rétournez à l'Armée six semaines
après, gras, frais, & bien guéris,
n'ayant observé d'autre régle ; je
n'entre point dans le détail pour
éviter une prolixité ennuyante,
ne voulant marquer qu'une cure
de chaque espece, si quelque cir-
constance particuliere ne m'y oblige.

L'année ensuite 1682, Monsieur
le Comte de S. George, Ecuyer de

Madame Royale, & Capitaine au Régiment des Gardes, me fit voir le Caporal de sa Compagnie, à qui il étoit survenu depuis deux ans, une Tumeur schirreuse, qui étoit alors grosse comme la tête, & lui occupoit toute la cuisse droite, ce qui l'obligeoit à marcher avec bien de la peine avec deux bequilles; les plus accreditez Chirurgiens de Turin, lui avoient fait quantité de remedes sans aucun fruit, je me résolus de lui donner par hazard du même mercure, au bout de 18 à 20 jours, la tumeur s'amolit, & vint à supuration, je l'ouvris, il en sortit plus de 7 à 8 livres de pus & de limphe, & en un mois il fut entiérement guéri, quitta ses bequilles & marcha avec toute liberté.

Cette deuxiéme cure me fit estimer ce remede, mais les mouvemens que je fus obligé de faire peu après, ne me fournirent pas des

occasions pour m'en servir, aussi
fréquemment que j'aurois voulu ;
d'ailleurs mon âge ne me donnoit
pas assez de crédit, pour m'en servir où je le croiois propre, il me
fallut attendre un temps plus favorable.

L'an 1687, étant Chirurgien
Major de l'Hôpital de Luserne,
dans la premiere guerre des Bar-
bets, je m'en servis avec succès
dans plusieurs Tumeurs dures &
schirreuses, je trouvai que celles
qui étoient d'une médiocre groffeur & peu inveterées, se diffi-
poient à vûe d'œil sans supurer,
que les grosses & anciennes ve-
noient à supuration, ce qui me fit
juger que quoique dures, anciennes & indolentes, elles n'étoient
pas privées du commerce des liqueurs.

Pour expliquer mecanique-
ment l'effet que le mercure peut
produire sur les tumeurs, il faut

confidérer que la matiére qui forme les fchyrres, & toutes les autres tumeurs qui font faites par
congeftion, auffi-bien que les obftructions de toutes les parties du
corps, ne peut fe mettre en mouvement d'elle-même, quand elle
eft une fois accumulée & arrêtée
malgré le reffort des parties ; il
faut quelque chofe qui l'ébranle,
la fubtilife, la fonde, & en divife
l'unité.

Pour accomplir toutes ces chofes, il faut exciter aux fluides qui
circulent dans les tumeurs, comme
dans toutes les parties du corps,
un mouvement rapide, capable
de déranger, détacher, & mettre
en mouvement ce qui étoit fixe &
en répos: c'eft ce feul mercure qui
peut remplir toutes ces indications, en fe joignant comme il
fait à la limphe, il fuit fon mouvement, & il l'accompagne par tout.
Ces petits globules qui fédui-
fent

sent à l'infini , roulent avec elle sans la quitter.

Leurs figures rondes , font effort contre les obstacles qu'elles trouvent dans leurs routes , sans pouvoir être arrêtez , engagez , ou acrochez ; elles glissent, elles heurtent, frotent , ébranlent , & mettent en mouvement les particules des matiéres qui s'étoient únies, collées , accrochées & coagulées dans les parties ou dans les glandes , contre les loix de la nature ; elles les rendent fluides , les réduisent en pus , ou les entrainent avec eux , pour les chasser hors du corps , par la voye de la transpiration , par les selles , ou les urines.

C'est par cette mécanique que les tumeurs contre nature, les obstructions des ulcéres , & des autres parties du corps sont détruites , en rétablissant le cours libre des fluides si nécessaire à la vie , &

à la conservation de la santé ; c'est ainsi que je conçois les deux opérations du mercure, sur les coagulations, qui est d'absorber & de dissoudre : termes du Sage, dont la manœuvre a toute une autre explication, que nous tacheront d'éclaircir à la suite.

En 1691, étant Chirurgien Major de l'Hôpital de Briançon, l'on me fit voir une jeune femme à qui étoit survenu, il y avoit deux ans, une tumeur à la joue droite, qui ayant supuré fût pansée avec une tente qui lui laissa une fistulle, & peu à peu, la machoire inférieure se trouva si fort engagée, qu'elle avoit perdu son mouvement, tellement que la bouche de la malade étoit presque fermée, & ne vivoit que de bouillon ou de choses très-liquides ; l'on avoit, me dit-on, employé plusieurs remedes sans aucun fruit.

Je lui fis rouler de très-petites

pilules, & lui en fit prendre de
deux jours l'un, pendant un mois,
au bout duquel la joue se débrida,
la bouche s'ouvrit, & la fistule se
trouva tout à fait guerie, ce qui
causa à la malade, beaucoup de
joye & d'étonnement : cette cure
me surprit, & m'obligea d'en donner ensuite dans plusieurs maladies
croniques, qui avoient résisté à
tous les remedes d'usage, & qui
furent terminées heureusement.

La plûpart des fistules qui surviennent aux playes & aux abscès,
font l'ouvrage des tentes, qui en
réployant les fibres du canal où
l'on les introduit, par le fréquent
frotement, & la continuelle compression, s'unissent, se colent les
uns sur les autres, & il se forme ce
que l'on appelle callosité.

Comme il y a dans toutes les
parties du corps, une multitude de
petits vaisseaux, qui portent &
charient la limphe, & les autres

fucs ; les orifices de ces petits
tuyaux , qui font contenus dans
toute l'étendue de la callofité , &
qui viennent aboutir & s'appuyer
fur ce volume de fibres réployez,
couchez & colez , la limphe qui
fe trouve chargée de mercure , fes
particules rondes venant fraper &
heurter contre ces fibres, les ébranlent , les décolent , les détachent
& les rélevent ; le fuc nourricier
fe répand entre ces mêmes fibres
rélevez , les réunit, & leur rédon-
ne leur premiere forme ; il me femble que l'on ne peut expliquer autrement , l'effet que le mercure
produit fur les callofitez des fiftules, que par le choc, & l'ébranlement qu'il caufe aux fibres , couchez, réployez & colez enfemble,
dans ce cas, il faut ôter la tente :
ceux qui veulent que fa vertu confifte à fe charger des acides , ne
pourront trouver de quoi l'occuper dans ce cas, il n'eft point ici

question d'absorber des acides où
il n'y en a point; l'on me dira qu'il
a dissout la callosité, mais je demande que l'on m'en explique la
mécanique; car il est apparemment vrai, qu'il doit agir ici comme dans les embarras, tumeurs &
obstructions, qu'il n'a qu'une mécanique qui puisse satisfaire à une
multitude de cas differens.

Après la Paix faite l'an 1696,
j'eust l'honneur d'être demandé,
pour remplir la place de l'illustre
M. Thouvenot, qui étoit de son vivant, premier Chirurgien de Madame Royale; à mon arrivée à
Turin, je vis une pauvre fille
mandiante sur les degrès de l'E-
glise de S. Jean, d'un lieu nommé
Cornié, qui faisoit horreur à voir
par les scrophules ouvertes, de sa
face & du sternum : elle avoit outre cela, le col farci de glandes,
& les pieds & les mains, tous
difformes.

Je la fis venir chez moi, & l'engageai de prendre de deux jours l'un, une prise de notre mercure ; & pour l'obliger de prendre ce remede en ma préfence, je donnai ordre que l'on lui donna en même temps une fouppe.

Cela fût exécuté fix mois de fuite, au bout duquel temps, elle fe trouva entiérement guerie; tellement qu'elle fe maria, eût des enfans, refta veuve, & s'eft remariée malgré la difformité que lui ont laiffé ces cicatrices ; elle eft actuellement vivante, tout Turin la connoît, & je lui fis tenir au Batême le premier enfant que Dieu m'a donné.

Les fcrophules font des maladies d'une très-difficile curation, peu de remede ont prife fur la matiére qui les caufent ; elles font communes à certains climats & certaines nations, & fouvent les triftes héritages des défordres de

nos ancêtres ; la source est dans le
sang, le siége dans les glandes &
dans les articulations, elles sont
rébelles aux remedes par rapport
à leurs froideurs, la tenacité de
l'humeur, est à l'acide qui l'épais-
fit.

L'on est convenu il y a long-
temps, que le seul mercure est capable de conduire ces maladies à
une parfaite guérison, soit en pro-
curant une fonte, une dissolution,
& un mouvement aux liqueurs,
ou en détruisant les acides & les
ferments vicieux, qui causent les
coagulations de la limphe, & faisant couler les esprits & la chaleur
dans les membres affligez ; c'est
enfin le seul remede de la Medecine, qui peut remplir toutes ces
indications.

L'acide qui cause ces coagulations froides, est le plus difficile à
détruire, le mercure par ses roul-
lements a peu de prise sur ces ma-

tiéres moles & glutineuses ; c'est
par cette raison qu'il se passe un
temps assez considérable , avant
qu'il ait pû causer un dérangement , qui le mette en état de rom-
pre ou émousser la pointe des acides , qui causent cette coagulation ; il le fait cependant sans contredit , car en circulant avec la
limphe dans les articulations , &
dans les glandes scrophuleuses , il
détruit peu à peu les embarras &
les obstructions qui s'opposoient
au cours des liqueurs ; ces cures
sont douces & longues , la salivation est plus prompte , plus laborieuse , & plus perilleuse.

Environ un an après , je traité
M. Dufaure , François de nation ,
marié & établi à Turin , connu
de toute la Ville , d'une tumeur
qui lui étoit survenu au foye , il y
avoit plus de deux ans , pour laquelle maladie il avoit consulté
plusieurs Universitez ; tous les remedes

medes qu'il fit lui furent inutils.

Cette tumeur étoit plus grosse que le poingt, très-douloureuse, poussant extérieurement une éminence qui marquoit son étendue; il avoit un poulx très-déréglé, il tomboit souvent dans des sincopes, il avoit un dégout, une insomnie, & une agitation universelle.

Je lui proposai l'usage de mon remede comme un dissolvant, très propre à dissoudre cette tumeur; je voulus joindre à ce remede, un vin calibé pour son usage, où j'avois joint les capillis veneris; il se servit un mois de ces choses, & se trouva entiérement guéri.

Cette tumeur étoit schireuse, mais cependant douloureuse, peut-être par la compression qu'elle causoit aux parties adhérentes; je n'ai donc aucune remarque particuliére à faire sur cette maladie, il y a 24 à 25 ans qu'elle a été guerie, sans qu'il y ait rien paru depuis, le Malade étant actuellement vivant & en parfaite santé.

Madame Servant, Couturiere de Madame Royale, ma voisine & bonne amie, fut affligée en 1703. d'une tumeur au sein, qui en peu de temps fit un progès considérable par son volume, par la douleur & par sa dureté, courant directement au carcinome.

Elle prit du même remede, & en un mois elle fut entiérement guerie, sans avoir ressenti depuis ce temps, la moindre douleur à la partie, avec ce même remede; j'en ai guéri un très-grand nombre à la Cour & à la Ville, & récemment une Dame du premier rang, que le respect m'empêche de nommer, quoiqu'elle n'ait pas fait un secret de sa guérison; cependant si ces maux sont inveterez, ou il n'y faut rien faire, ou il faut les

emputer : elles ont toujours paſſé
pour des maladies d'une très-difficile curation, & même incurables quand elles ſont ulcerées ; elles ſont cruelles par leurs douleurs, & très-inſurportables par
leurs puanteurs, il n'y a que le
mercure crud pris par la bouche,
qui par les frotemens, puiſſe é-
mouſſer les pointes des acides
qui déchirent les chairs de ces
parties affligées ; & quand même
la guériſon ne pourroit ſe faire,
rien n'eſt plus propre pour calmer
la douleur, empêcher le progrès,
& s'oppoſer à la pourriture & à la
mauvaiſe odeur, c'eſt ce que j'ai
fait quelquesfois dans ces triſtes
conjonctures.

Quand notre Cour fut à la conduite de la Reine d'Eſpagne, juſqu'au Bourg de Cony l'an 1702,
je fus attaqué au retour dans la
Ville de Fouſan, d'un accident de
gravelle qui penſa terminer mes

B ij

jours ; je rendis dans le bain que
l'on m'ordonna, des petites pierres & du gravier avec des douleurs très-grandes en urinant le
sang tout clair.

L'on m'apporta à Turin, & M.
Fonsage, de ce temps-là, premier
Medecin de Madame Royale, me
fit des remedes pendant trois mois,
au bout duquel temps, je retom-
bai dans le même cas, & rendis
encore des pierres & du gravier
avec de très-fortes douleurs.

Je fis alors, mais un peu tard,
mes réflexions sur mon dissolvant,
croyant qu'en rendant la limphe
épaissie dans laquelle les sables se
trouvoient engagez, ce qui formoit des petits plotons en forme
de pierre, que rend touojurs cette
humeur fluide ; cet assemblage ne
se pouvoit faire, & que s'il se trouvoit qu'il y en eût encore de formez, que l'effet de notre mercure
seroit suffisant pour les détruire ;

je pris de ce remede, tous mes accidens cefferent, je me trouvai
guéri, & depuis ce temps-là, je
n'en ai jamais reffenti la moindre
incommodité; il eft vrai que de
fois à autre je prens quelque prife
de ce même remede, ce qui m'a ga-
ranti, à ce que je crois, d'une re-
chute.

Je fuis le premier fur lequel j'ai
employé ce remede pour une fem-
blable maladie, mais je ne fuis pas
le dernier; j'en ai donné depuis à
plufieurs perfonnes qui avoient
de femblables maux, avec un très
heureux fuccès: il n'eft pas moins
utile dans les rétentions d'urine
caufées par des vifcofitez & des
glaires. M. le Baron de la Chaî-
naye Nifar, en a fait une très heu-
reufe expérience, il y avoit quatre
ans qu'il ne pouvoit uriner fans
reffentir des douleurs vives, &
avec de grands efforts; il s'eft
fervi de ce remede, en très-peu de

temps il a uriné à plein canal , sans
peine & sans douleur ; il a regardé ce salutaire effet comme un
prodige , veu qu'il avoit employé
une très-grande quantité de remedes inutilement , il s'en est re-
tourné chez lui très-content , &
muni d'une bonne provision de
ces pilules, & cela l'Automne passé l'an 1723. M. le Chevalier de
Morete , ayant passé cinq jours
sans uriner malgré l'assistance de
notre très-cher M. Cicognini , &
de deux autres trés-fameux Medecins , ce premier préferent le
bien de son malade , au qu'en dira
t'on , me fit demander pour lui
donner ce remede , il urina le même jour.

J'ai un cas tout recent de la
même nature , à qui l'on a fait le
même remede , & qui a eu un pareil succès , mais toutes ces rela-
tions me porteroient trop loin, je
les supprime & plusieurs autres ,

quoique le nombre des malades guéris ont leurs mérites pour perſuader ; car une ſeule cure peut être imputée au hazard.

Le mercure crud convient donc à la gravelle, la chaſſe, & empêche la formation de la pierre en détruiſant la viſcoſité de la limphe, qui lie les parties tartareuſes du ſang.

Les viſcoſitez produiſent à peu-près les mêmes accidens que la pierre, ſi elles ne cauſent pas tant de douleur, elles ne laiſſent pas de ſupprimer ſouvent les urines, en s'engageant dans les tuyaux qui la charie, & qui ſont deſtinez à la conduire dans la veſſie ; dans ce cas comme dans pluſieurs autres, il faut que le mercure par ſa rondeur & ſon mouvement, briſe, diviſe, écarte, & par conſequent ſubtiliſe & détruiſe la coagulation de la limphe, & cela très promtement, ſes chocs & ſes roulemens,

uſant les pointes des acides, font
quitter priſe à ce qu'ils avoient
accroché, ainſi tout ſe diviſe &
reprend ſa figure naturelle.

Madame Campagnole, Hôteſſe
de la Femme ſans Tête, une des
plus fameuſe Auberge de Turin,
eſt ſujette à une cruelle colique,
il y a trois ans que cette maladie
l'a miſe aux abois ; l'année paſſée
1722, elle fut ſurpriſe du même
mal au milieu de la nuit, comme
nous ſommes voiſins, elle me fit
demander, je la trouvai dans un
état à faire pitié, je lui fis avaler
une double doſe de notre mercure, peu après ſes cruelles douleurs ceſſerent, elle rendit dans
le reſte de la nuit, un grand ſeau
tout plein d'excremens & d'eau ;
le jour enſuite elle vuida encore
par l'anus un autre ſeau d'eau, &
elle fut tout à fait quitte de ſa maladie, ce qui la ſurprit agréable-
ment, **car** dans l'autre qu'elle

avoit eue ci-devant, elle passa un mois dans les douleurs & dans les remedes, & dans celle-ci peu de moments après avoir avalé le remede les douleurs cefferent.

La prodigieuse évacuation qui se fit très promptement, fût l'ouvrage des purgatifs, mais le mercure n'a pas laiffé d'y contribuer en brifant & rendant les humeurs plus fluides & plus coulantes ; cette femme avoit tout le bas ventre farci d'humeurs vifqueufes & acides, qui lui caufoient une tention & une irritation aux inteftins & à tout le bas ventre, le mouvement periftaltique des inteftins étoit ralenti & dépravé, rien ne pouvoit mieux le rétablir que le roulement du mercure, qui en même temps, détruifant les pointes des acides qui caufoient les mouvemens convulfifs de ces parties, la crifpation des fibres circulaires étant ceffée, il eft naturel

que toutes les matiéres retenues
dans cette capacité , ayent dû
prendre la route de l'anus , ayent
suivi le mercure, qui par son propre poids , cherche toûjours à se
précipiter en bas.

Le mercure étant dans le ventricule se mêle & se confond avec
ce qui s'y trouve, les veines lactées
pompent ce qu'il y a de plus subs-
til & de plus disposé à entrer dans
leurs pores ; ce qu'il y a de plus
volatil dans le mercure est enlevé,
devoré par les veines , & est porté
dans le sang qui le rend plus fluide
& plus coulant , & plus doux , ce
qui reste dans la masse des matiéres plus crasses , qui sont dans le
ventricule , suit la route des purgatifs ; & s'il se trouve des embarras des viscositez & des acides dans
les intestins, il les ouvre , subti-
lise les matiéres, ruine le picquant
& le crochu des acides , & entrai-
ne tout ce qui est vicieux & inutile

par les selles , sans toucher à ce qui est bon & nécessaire ; ce qui preuve cette vérité , c'est que ces grandes & prodigieuses évacuations n'ont laissé à la malade , ni agitation ni foiblesse.

L'an 1710 un nommé M. de la Pierre , gouverneur d'un Seigneur Allemand , qui étoit à l'Hodemie , dont le nom a échapé à ma memoire , avoit une galle inveterée, à qui tous les remedes qu'il avoit faits en France & en Hollande , lui avoient été inutils ; je lui fis prendre de notre mercure , & sans autre remede , en trois semaines il fut entiérement guéri : il partit d'ici très-content , & l'année ensuite il m'écrivit de la Haye pour en avoir , un de ses amis ayant la même maladie. M. Carret fort de mes amis, Commissaire des Guerres dans les Armées & Hôpitaux de France , qui de mon temps , avoit eu la regie de l'Hôpital d'Oulx, pendant que j'étois Chirurgien Major du même Hôpital, se trouvant à Valence sur le Pô en 1710, fut affligé d'une dartre très-difforme, très-rouge & élevée d'un travers de doigt, qui lui occupoit la moitié du visage.

L'on lui proposa plusieurs remedes qu'il ne voulut pas faire : disant je vais dans peu à Turin où j'ai mon ami Belloste, qui a un remede qui me guérira.

Il ne tarda pas d'y venir, je lui fis prendre de notre mercure, ce qu'il y a de particulier, c'est que dès la premiere prise, il m'asseura qu'il alloit mieux ; à la seconde, la diminution étoit apparente : enfin à la quatriéme, il n'y avoit presque plus rien. Il en prit cependant quelques autres, mais il est très-veritable, qu'à la cinquiéme il ne resta aucun vestige, ni aucune marque de cette difforme

maladie, il est à Paris où il peut
rendre témoignage de cette verité. Il arriva la même chose &
avec la même promptitude à Mr
le Comte d'Arque Bavarrois, re-
venant de France, où il avoit été
traité de quelque maladie ; il fut
surpris en Savoye de douleurs aux
épaules, & d'une quantité de
grosses pustules qui lui couvroient
tout le visage & qui étoient très-
difformes ; il vint loger chez la
Campagnole, & cela l'an passé
1723. Il envoya prendre le très sçavant M. Cicogniny pour avoir son
avis, sçavoir s'il se feroit traiter à
Turin, ou s'il retourneroit en
France pour se faire guérir ; nô-
tre judicieux Medecin lui conseil-
la de m'envoyer prendre pour lui
donner un remede de ma compo-
sition, qu'il croyoit suffisant pour
le tirer de cet embarras, ce qui
fut fait, il prit de notre mercure,
& dès la deuxiéme prise il s'ap-

perçû que ſes douleurs étoient
moindres, & ſes puſtules flétries;
& à la quatriéme, tout diſparut
aû grand étonnement de ce Seigneur, qui regarda cela comme
un prodige; il ne laiſſa pas d'en
prendre enſuite quelque priſe, &
en fit ſa proviſion à ſon départ.

La promptitude avec laquelle
le mercure fait diſparoître la difformité de cette dartre avec tumeur, eſt une preuve inconteſtable de ſon union avec la limphe;
il fait dans les dartres, dans la
galle, & dans les boutons du viſage & des autres parties du corps,
la même manœuvre qu'il fait
dans les tumeurs ſchirreuſes, ſcrophuleuſes, carcinomateuſes, loupes, &c. Il détruit les embarras
des glandes, en ruinant les acides
qui les avoient cauſées, & comme
la limphe le porte & le charie juſqu'aux poroſitez de la peau, ſes
parties volatiles s'échapent avec

rapidité, par l'infenfible tranfpiration; elles frotent contre les acides qui fe trouvoient engagez dans les porofitez, les ufent & les entraînent avec elles, & ainfi les mamelons fibreux qui étoient engagez & bouchez reprennent leurs figures, leurs refforts & leurs ufages, la peau fe néttoye, les pores fe r'ouvrent, & la tranfpiration fe rétablit.

Quoique les maladies dont nous traitons ici-deffus, ayent eu des differens accidens, c'eft toujours une même caufe qui les produit; les préparations de ce mercure doux, l'Etiops mineral, la poudre d'Algarot, conviennent extérieurement; pour lors ce mercure, lie, embarraffe & fe charge des acides, ouvre la peau & procure la guérifon: mais le flux de bouche eft à craindre, fi les acides mêlez & engagez avec le mercure, viennent à rentrer dans le commerce des fluides ; c'est ce qui me fait dire que l'usage du mercure crud pris par la bouche, fait plus d'effet, est plus sur & plus prompt.

L'an 1719, le fils de mon Aide-Major de l'Hôpital de Briançon, me fut envoyé à Turin chargé d'une lépre universele, la tête dans un état déplorable, & tout le corps plein d'écailles blanches ; je le fis voir en cet état, à quelqu'uns de mes Confreres, dont M. Calcan, Maître Chirurgien collegié, & présentement Syndic, pendant que je suis Prieur du College nouveau, établit par le Roi, étoit du nombre.

Je le tins chez moi, le fis manger à ma table sans aucune distinction, il ne garda ni la chambre ni le lit, je lui fis prendre deux jours l'un, le soir en se couchant ou en soupant, une prise de notre mercure, & six semaines après je le fis voir aux mêmes Chirurgiens,

la tête & le col nets comme une
perle & entiérement guéri, n'aïant
pas passé un jour sans aller à la pro-
ménade, & à courir toute la Ville

La lépre & la verole sont sœurs,
engendrées d'un même pere, suivant l'opinion des Sçavants ; le
mercure a toujours passé pour le
remede spécifique de ces maladies, depuis que l'on les connoît,
& depuis que l'on s'en sert ; il a, il
est vrai, sur ces ferments un pouvoir absolu, plus ils font paroître
de rage pour affliger les hommes,
plus il montre de vigeur & de force pour les détruire ; ce sont des
hydres que cet hercule se plaît à
terrasser, la mécanique de son
action sur ces virus n'a pas besoin
d'être expliquée, elle est connue,
elle est visible, & ne peut être
contestée, c'est le premier Lépreu
qui est tombé entre mes mains ;
cette maladie si formidable, céde

au mercure bien préparé & bien
mélangé, comme à la plus simple
des maladies.

L'an 1721 j'eust commission de
Madame Royale d'aller à la Ville
d'Equiere voir de sa part, Madame la Comtesse Busquet, detenue
au lit depuis quatre mois, par une
cruelle sciatique si douloureuse,
qu'elle ne pouvoit faire aucun
mouvement, sans ressentir des
douleurs mortelles, malgré les
soins & la grande capacité de M.
Gofe son Medecin; comme cette
Dame qui est des plus puissantes,
étoit obligée de rendre les excré-
ments dans le lit, l'on appréhen-
doit avec raison une mortification
aux parties postérieures, ce qui
fit que sans perdre de temps je
proposai à M. son Medecin, l'usage de notre mercure, ce qu'il ac-
cepta très-cordialement.

Elle n'en eût pas pris plus de
trois prises, que ses cruelles dou-

leurs cefferent , & à la quatriéme
elle n'en reffentit plus , à la fep-
tiéme elle fortit du lit & commen-
ça à marcher ; la quantjté de pi-
tuite que ce remede fit fortir durant les premieres prifes , caufa
une furprife & à la Malade & au
Medecin ; à la Malade , en ce qu'à
mefure que ces évacuations fe fai-
foient , elle fentoit un foulage-
ment confidérable & un dégage-
ment de toute la partie affligée ,
fans perdre rien de fes forces ; au
contraire plus l'évacuation étoit
grande , plus elle reffentoit de vigeur. M. fon Medecin regardoit
ces effets falutaires comme un en-
chantement , ce qui l'obligea à
m'en écrire fa furprife dans des
termes pleins d'eftime & de bonté;
cette Lettre fut lûe à M^me Royale
par le très-aimable M. Cicogniny,
qui fe trouva lui-même charmé
de l'effet fi prompt & fi falutaire
de ce fimple remede, & des expref-

fions tendres & obligeantes du Medecin de la Malade.

La Goutte naissante, le Rhumatisme, la Sciatique, & toutes les autres maladies de cette nature, sont guéris par l'usage du mercure crud, pris par la bouche, comme l'expérience nous l'a fait voir dans une multitude d'occasions; elles sont toutes d'une même nature, quoiqu'elles ayent differens noms, & qu'elles occupent ou affligent differentes parties; comme c'est la même cause, c'est aussi un même remede qui les guérit, & tout cela par la même mécanique qui nous jette toujours dans le même raisonnement du choc, du frotement, de l'ébranlement, du délogement, & de la ruine des pointes crochues des acides.

La promptitude avec laquelle le mercure agit sur ces petits corps, à mon sens ne peut être expliqué autrement, puisque rien ne se communique si promptement dans le sang, ainsi il est porté en trés-peu de temps aux parties affligées, & par plusieurs reprises dans un jour naturel ; c'est par cette raison que ce qu'il a commencé par les premiers frotemens, il l'acheve par ceux qui suivent; il est vrai qu'il s'en dissipe par la transpiration & qu'il en sort par les selles avec les excremens, mais l'on en redonne d'autre par reprise, qui fait que cette premiere manœuvre est continuée sans interruption, ce qui fait que les acides qui ont occupé les pores des membranes, comme il arrive dans la Sciatique & dans les Rhumatismes, sont facilement & promptement délogez & ruïnez, leurs pointes étant hérissées & non engagées dans aucune matiére qui les couvrent, ni qui les deffendent des attaques que les petits globules du mercu-

re leurs portent sans aucune interruption, quand le suc nourricier qui est chargé du mercure
qui l'accompagne par tout, vient
se communiquer aux membranes affligées, pénêtrées, & comme lardées de ces petits corps
pointus, crochus & tranchants ;
les petites particules rondes &
subtiles du mercure, s'épanoüis-
sent sur les membranes, & roulans
comme autant de petites perles
très-fines, & cependant assez solides pour heurter, user & détruire les foibles pointes des acides, & ensuite ils sont repompez
par les veines ; je n'ai pû me faire
une autre idée de la promptitude
avec laquelle les maladies, dont
j'ai parlé ci dessus, ont été terminées ; ceux qui sont plus éclairez
que moi, pourront peut-être leur
donner une explication plus sça-
vante & mieux raisonnée.

La femme de M. Ressant, Mar-

chand Libraire à Turin, agée de
33 ans, fut envoyée de Briançon à
son mari, au mois de Novembre
de l'an passé 1723, chargée d'une
multitude de maux qui avoient été
traitez durant quatre ans, sans
aucun fruit, par les plus habils
Medecins du Briançonnois; elle
avoit entr'autres une petite fiévre, une difficulté de respirer,
douleur à la region du ventricule,
l'halaine très-mauvaise, mechan-
te couleur & la cuisse & jambe
droite d'une grosseur monstrueuse, pour laquelle derniere maladie, l'on lui avoit fait prendre
plusieurs sortes d'eaux minérales
sans aucun fruit, tant en bains
qu'en fomentations, tellement
que tous ces maux avoient été jugez incurables. M.r son époux la
voyant dans ce pitoyable état,
eut assez de confience en moi,
pour l'abandonner entiérement à
ma seule conduite; ce fut avec un

peu de répugnance que je me char-
geaí de cette maladie cronique.

Cependant ayant connu par
un grand nombre d'expériences,
que c'est dans les cas désesperez,
que le mercure se plaît à faire connoître sa force, sa vertu, & sa su-
périoté sur les autres remedes de
la Medecine, je n'hésitaí point de
lui en donner d'abord sans aucune autre préparation.

Les premieres prises ont soula-
gé la Malade, la plupart des accidents ont cessé, le poux s'est remis, la douleur de l'estomac & la
mauvaise odeur ont été surmon-
tées, la cuisse & la jambe sont de-
venus moins douloureuses, mais
ils ont peu diminué, elle en prit
ainsi seize prises, que l'on fut obligé d'interrompre par la venue de
ses menstrues ; cela fini, l'on a re-
commencé à lui en donner peu à
peu ; & sans aucune agitation cette formidable coagulation d'humeurs

meurs s'est fondue , les liqueurs
sont devenues fluides après avoir
pris quarante & deux prises de ce
mercure, la cuisse & la jambe se
sont amolies, la fonte de ce prodigieux embarras est rentrée pêle-
mêle avec le mercure dans le commerce des liqueurs ; enfin dans le
mois de Mars de l'année courante
1724. , le mercure fit à cette Malade ce qu'il fait après les frictions ;
il lui excita un flux de bouche ,
avec cette difference , qu'il fût
très-doux & qu'il ne causa qu'une
médiocre chaleur à la bouche ;
c'est la premierefois que cela m'est
arrivé , quoique j'en aye donné
plus de six mois de suite.

L'on a tout lieu ici d'admirer
les salutaires effets du mercure,
qui d'une maniere ou d'autre ,
ne peut se dispenser de détruire
tout ce qui afflige le corps.

Il faut remarquer pour entrer
dans la connoissance de cette mé-

canique , que dans la maladie de
la cuisse & de la jambe , il n'y a-
voit aucun épanchement ; la coagulation des liqueurs , occupoit
seulement les glandes & les vaisseaux extérieurs ; la preuve est ,
que malgré la grosseur de ces parties , la Malade ne laissoit pas de
marcher , les parties organiques
n'étant pas occupées ; le poids
seul , & la douleur causée par la
tension , étoient les seules choses
qui se faisoient sentir.

La fonte s'est donc faite dans les
vaisseaux & dans les glandes, il est
naturel qu'ayant repris leurs fluiditez naturelles , ils ayent rentré
dans le commerce des fluides , &
qu'ils ayent repris la route de la
circulation.

Or comme les parties subtiles
du mercure se sont trouvées confondues avec ce qui a été dissout ;
ils ont élevé ces fluides en haut ,
les vaisseaux de la gorge se sont

remplis & tendus , & les orifices des canaux salivaires ont été forcez , se sont dilatez , & ont donné passage à ce qui a voulu sortir ; & alors la cuisse & la jambe ont diminué considérablement.

Ce salutaire flux, a duré environ huit jours , & a remis cette femme dans un état de santé qui l'a surprise ; comme je la traite actuellement, j'espere que dans peu sa cuisse & sa jambe , seront dans leur état naturel.

Si le mercure crud se chargeoit des acides , comme beaucoup de gens l'ont crû, dans la quantité qui avoit causé ses considérables coagulations , l'on eût vû des délabremens à la bouche , par où la nature les a poussé.

Il n'a paru qu'un peu de chaleur , car ceux qui causent ces maladies , ne sont ny si piquants, tranchants, ny si corrosifs que les acides veneriens , qui carient les

os & rongent les chairs, sans qu'ils
soient melangez avec aucune autre matiére.

La matiére épaisse & visqueuse,
qui sert de nourriture aux poils,
se trouvant très-abondante par
les embarras qui s'étoient formez
dans la peau où ils sont plantez,
les fit croître & grossir dans toute
l'étendue de la cuisse & de la jambe, tellement qu'elle en étoit toute couverte & toute noire; c'est
ce qui m'a fait regarder la maladie de ces parties, causée par une
viscosité très-gluante qui s'est arrêtée dans les vaisseaux capillai-
res de la peau, & dans les glandes
cutanées, qui par rapport à leur
nombre prodigieux, ont enfin formé un volume si considérable.

L'on doit donc être persuadé
que le mercure, tôt ou tard, se
communique, pénêtre, & brise
la liaison de ces matiéres, qu'il fait
quitter prise aux acides qui les

avoient acrochées ; qu'àlors ils reprennent leurs premieres fluiditez.

Si l'on fait un peu d'attention à
ce que le mercure a produit dans
une cure , l'on peut juger de ce
qu'il doit produire dans toutes les
autres , quoique de differente espece , le regardant comme le fa-
vori de la nature , qui dans tant de
differentes opérations & productions , n'a qu'un seul mécanisme ;
j'ai remarqué aussi par les effets
que le mercure produit sur tant
de sujets & de maladies differentes , que c'est toujours la même
manœuvre.

Comme dans les opérations sur-
prénantes de la nature , mouvement & figure ; la nature est ini-
mitable dans ses ouvrages , le mercure est incomparable dans ses
opérations.

J'ai présentement entre les mains
des maladies très - épineuses &
très-inveterées ; je les traite avec

le même remede , & depuis que je
m'en serts , je commence à esperer
une issuë favorable , quoique depuis plusieurs années , l'on a pour
les guérir épuisé tous les moyens
qui sont d'usage.

De ces malades, il s'en trouve que
je ne puis nommer par respect, d'autres qu'il faut taire par discretion.

Que le Lecteur juge enfin , de
ce qui se peut faire , par ce qui a
été fait ; les cures que nous avons
citées ci-devant ont leur mérite ;
celles qui suivent auront aussi le
leur : cela doit, ce me semble , suffire pour donner une idée des effets admirables de ce remede.

La premiere femme de Mon-
sieur Rousseau , Maître d'Arme
du Roy , fut affligée durant près
de quatre mois de plusieurs maux
en l'an 1702. Elle fut enfin visitée
par plusieurs de Mrs nos Médecins ; & après avoir examiné avec
autant d'attention que de capaci-

té , les accidents ; car l'on peut
dire avec verité , que la Faculté
de Medecine de Turin, est une des
plus célebre de l'Europe ; ils juge-
rent que c'étoit un Solium , qui
avoit reduit cette Dame dans la
consomption , à raison d'un vomissement reglé qui lui survenoit
tous les jours ; peu après avoir
pris ses aliments , ces Mrs juge-
rent à propos de lui donner de notre mercure , comme le seul remede capable de le détruire.

La premiere prise fit cesser le
vomissement , & les autres qui furent au nombre de douze , la ré-
tablirent entiérement.

Il arrive cependant des cas , où
malgré toute la capacité de la Medecine , l'on est sujet à se tromper,
comme il arriva à la Tresseuse de
mon Perruquier M. de la Touche ,
agée de 15 à 16 ans , en l'an 1712 ,
laquelle fut traitée durant plus de
trois semaines par saignées , pur-

gations, & autres remedes & opérations, le tout avec si peu de fruit,
qu'il survint à la Malade, un hocquet si violent & si fréquent, qu'il
lui étoit impossible d'avaler, ny
de retenir les alimens ; Mr son Medecin l'abandonna, & chargea sa
mere de la remettre entre les
mains des Prêtres, & de lui faire
recevoir ses Sacremens ; dans ce
cas, M. de la Touche me vint
prier d'aller voir cette fille ; je la
vis, l'examinay, la touchay, &
crus voir dans ses yeux des signes
de vers, je ramenai Mr de la Touche chez moi, & lui donnai une
prise de notre mercure, avec ordre de lui faire prendre peu à peu,
quatre petites pilules avec un peu
de vin, & très-promptement ; ce
qu'il fit, chose surprenante & veritable ; la premiere fit cesser le
hocquet, elle avala ensuite les autres avec facilité, un peu après
elle rendit par la bouche un ver,

gros comme le doigt , long de de-
mie aulne , & une tête assez grosse , que ces gens jetterent , à mon
grand regret , dans les commodi-
tez ; & en peu de jours , elle fut
entierement guérie.

La plûpart de Messieurs les
Médecins regardent les vers du
corps avec indifference : ils sont,
disent-ils , des animaux domesti-
ques , comme nécessaires pour
consommer certaines superfluitez
dans nos corps.

Avec tout cela, plus ils s'y multiplient , plus ils y restent , plus ils
deviennent gros , & plus il leur
faut de nourriture : dans les temps
des maladies dans lesquelles l'on
observe la diete quelquefois assez
rigoureuse , il faut qu'ils vivent
aux dépens du peu d'alimens que
l'on donne au malade , ou qu'ils
dévorent les parties dans lesquelles ils sont enfermez , pour subsi-
ster.

Tout cela consideré, l'on doit convenir qu'il faut empêcher leur accroissement & leur multitude, s'en défaire au plutôt, chasser de nos entrailles des animaux qui traînent après eux la corruption, que nous nourrissons à nos dépens, & qui ne vivent que pour nous faire mourir.

Les vers de l'estomac & des intestins ne peuvent résister au mercure ; c'est un poison pour eux, qui les détruit & qui en ruine les semences : c'est l'opinion de tous ceux qui ont écrit du mercure ; elle est évidente, & l'expérience en fait foy.

Tout est plein de vers, aucun aliment n'en est privé, leurs semences entrent dans nos corps par une multitude d'endroits ; il y en a dans le sang & dans les liqueurs ; aucun sexe, aucun âge & aucun tempérament n'en est exempt ; ils dévorent indifféremment pour vi-

vre, le bon & le mauvais. Mais le
*Solium* ne cherche que le chile
pour fa nourriture ; c'eft ce qui
fait que ceux qui en ont, ne peuvent éviter la confomption.

Les vers du ventricule & des
inteftins font des femences & des
excrémens, qui fe mêlant avec le
chile, font portez dans le fang, &
caufent des fiévres de différente
nature, foit par la pourriture, ou
par la coagulation que ces aigres
peuvent caufer au fang.

Dans tous ces cas, je croi que
rien ne convient mieux que le mercure, puifqu'il fépare du fang &
entraîne avec lui tout ce qui s'é-
toit introduit de vicieux ; il excite
la tranfpiration, & fond, divife &
fubtilife par fon choc & le roulement de fes parties rondes, ce qui
a pû être coagulé ; car en Médecine l'on regarde la coagulation
comme la fou ce de la plûpart des
fiévres, comme elle eft auffi la cau-

se d'une multitude d'autres maux.

Soit enfin vers, coagulation, le
mauvaise usage des choses naturelles, ou des alimens qui intro-
duisent dans le sang des particules
propres à y exciter une fermentation fébrile, ou que le défaut de
transpiration fasse regorger dans
le sang dequoi y causer une effer-
vescence ; le mercure peut vaincre tout. Quand le mercure est
bien éteint, & que ses parties sont
divisées autant qu'il est possible,
& que dans cet état il est porté
dans le ventricule, il est succé &
pour ainsi dire dévoré par les veines lactées, & charié dans la masse du sang.

Suivant les Remarques de M.
Lévvenoeck, le sang a des parties
globuleuses, le mercure les a toutes semblables : elles ne peuvent
donc ni s'unir, ni s'accrocher,
car les globules du mercure sont
lisses. Le mouvement du sang &

de la limphe avec laquelle il se
joint, fait que ces petits globules
se heurtent les uns contre les autres : par ce choc réiteré, tous ces
globules tant du sang que du mercure, se brisent & se divisent à
l'infini, en se multipliant : c'est par
cette manœuvre que les coagulations du sang sont détruites, qu'il
devient plus subtil, plus coulant,
& moins propre à s'engager & à
s'embarasser dans sa route, dans
les tuyaux les plus fins : les globules du mercure, comme plus po-
lis, plus roulans & plus fermes, &
unis avec la limphe, ils sont insi-
nuez dans les lieux où la rapidité
de son mouvement les entraîne ;
ils forcent tous les obstacles qui
pouvoient s'opposer à leur cours,
ils écartent tout ce qui s'étoit uni
contre nature ; & par le mouvement qu'ils leur communiquent,
ils en empêchent la réunion, ils
entraînent & poussent devant eux

tout ce qui n'est pas analogue au
sang, conduisant ces particules hétérogênes aux émonctoires, soit
universelle ou particuliere, selon
l'inclination de la nature & la dif-
position des sujets.

Ces mêmes particules unies,
comme nous avons dit, avec la
limphe, la rendent plus coulante,
plus pénétrante, plus active, plus
douce, & plus balsamique, & par
conséquent plus propre à augmenter le suc nourricier des parties du
corps, & plus propre à réparer les
pertes qu'il a souffert par la ri-
gueur des maladies, en détruisant
en même temps les causes fatales
qui les avoient produites.

Si ce que nous avons remarqué
ci-dessus du mercure, est vrai, l'on
doit en même temps convenir
qu'il n'a rien de corrosif ni de vicieux : s'il peut acquérir ces qualitez, ce ne peut être que quand
on lui a fait perdre sa figure naturelle & son mouvement.

C'eft donc la violence du feu qui faifant changer la figure du mercure & fon mouvement, dans lefquels confifte fa force & fa vertu, le rend corrofif, comme il arrive lorfqu'on l'incorpore avec le fel & le vitriol, pour en faire le fublimé corrofif.

A juger du mercure crud par fes effets, c'eft lui que l'on devroit appeller mercure doux ; car celui qui eft préparé par le feu, à qui l'on donne le nom de doux, peut fe joindre aux acides dans le corps, & former un acide ; deforte que l'on ne peut l'employer que modérément & rarement, fi l'on ne veut exciter un flux de bouche douloureux : j'en ai vû les triftes effets fur un malade de confequence, qui fut la victime de l'opinion & du remede.

Le mercure crud qui entre dans le corps par les frictions & le parfum, fe joint avec la limphe ; mais

il pénetre auſſi dans les veines &
dans les arteres.

Ce volume de corpuſcules glo-
buleux heurtant contre le ſang
des arteres , par un mouvement
contraire à ſon cours , fait pour
lors l'effet d'une digue.

Si le ſang & les eſprits cedent à
ce choc , il faut que leurs mouvemens ſoient ralentis & même ſup-
primez dans toute l'étendue où ſe
fait la friction , qu'ils rétrogradent
ou qu'ils s'arrêtent : ce combat
ne peut être favorable pour le malade , & doit produire les accidens
qui accompagnent le défaut de
circulation : je n'ai que trop vû
de ſes triſtes cas. S'il pénetre dans
les pores des petites fibres nerveu-
ſes qui aboutiſſent à la peau , par
ſa volatilité il pénétrera dans le
tronc des nerfs , & s'oppoſera au
cours des eſprits animaux , qui
cauſera paralyſie.

Tous ces accidens ne ſont point

des effets de la mauvaife qualité
du mercure crud ; c'eft fon application qui s'oppofe au cours naturel du fang & des efprits, qui
caufe ces extravagances & plufieurs autres que je fupprime.

L'on voit donc quelle difference
il y a de faire entrer le mercure
crud par les pores, ou de le prendre par la bouche par intervale ;
car alors il fe mêle & s'infinue
avec ce qu'il trouve dans le ventricule & avec le chile ; il entre dans
le fang, il s'affocie avec la limphe,
il fuit fon mouvement naturel &
volontaire, il facilite fon cours &
fortifie fes mouvemens, il la rend
plus fluide, plus fubtile & plus
coulante : il détruit les obftacles
qui pouvoient s'oppofer à fon paffage : unis enfemble, ils pénetrent
partout ; & toutes ces chofes fe
font doucement, infenfiblement,
fans contrainte, fans agitation, &
fans tumulte : il fe fait cependant

par cette admirable manœuvre, de surprenantes & divines opéra-tions.

Les esprits acides injectez dans les veines & dans les arteres, y causent des accidens ; pris par la bouche, ils sont utiles.

La vipere qui par sa piquure a fait entrer son venin par les pores, cause des accidens ; pris par la bouche, il est modifié & corrigé par les fermens de l'estomac, & ne produit rien de fâcheux.

Pour décrier l'usage du mercure crud & le rendre odieux, l'on a eu recours aux accidens qui arrivent à ceux qui travaillent aux mines d'où l'on le tire.

M. Lemery croit que la paraly-sie qui survient quelquefois à ces ouvriers, est causée par les soufres qui émanent du mercure, lesquels entrant par les pores, se figent dans les nerfs à cause de leur froideur, & bouchent le passage des esprits animaux.

Si cette raison a lieu, les frictions & le parfum sont bien à craindre.

Ne pourroit-on pas croire que ces ouvriers qui sont sans cesse environnez des vapeurs volatiles du mercure, qui en respirent l'air incessamment, ces parties subtiles entrant par les narines, s'élevent, pénétrent & s'arrêtent sous le crane, ne pouvant passer outre ni pénétrer au-travers de ses pores ; tel que fait l'eau d'un pot qui bout, qui s'arrête au couvercle, & qui retombe par gouttes. Cette vapeur ayant à la suite formé un volume, ces petits globules retombent par leur propre poids vers la base du crâne, font une compression à l'origine des nerfs, ce qui produit la paralysie. Le même accident arrive aux Doreurs par la même raison, mais plus souvent ; car ils employent le mercure sur le feu, qui le fait élever facilement, ainsi ils le respirent en substance.

Ceci, comme on le peut voir, n'est point l'effet de la mauvaise qualité du mercure, mais un accident produit par la compression d'un corps étrange.

Dans le temps que j'étois Chirurgien Major des Hôpitaux de Briançon & d'Oulx, nous avions dans la saison favorable plusieurs vérolez dans les grands remedes, enfermez dans des lieux bien clos & serrez : je n'ai pas vû que les garçons qui en avoient soin, & qui restoient jour & nuit avec eux, respirant la vapeur du mercure, ayent souffert la moindre incommodité.

J'ai traité à Briançon un Capitaine d'un *volvulus*, à qui je fis avaler deux livres de mercure crud, qu'il garda six jours entiers dans le corps, sans qu'il y ait produit rien de fâcheux ; & ceux qui gardent des balles de plomb plusieurs années dans les membres, &

quelquefois toute la vie, remar-
que-t-on, quoiqu'il y ait du mercure dedans, le moindre accident?

Vouloir avec tout cela perſuader que le mercure crud n'eſt pas
mal faiſant, n'eſt pas une petite entrepriſe; bien des gens le
croyent un poiſon corroſif; on
l'accuſe d'être la cauſe des ulceres
qui viennent à la gorge & à la
bouche de ceux à qui l'on donne
le flux de bouche: ſi on lui fait
la grace de ne le pas croire corroſif
par luy-même, on veut qu'il le de-
vienne en ſe chargeant des acides
vénériens: opinion reçûe & ſoutenue par de très-fameux Auteurs.

Il me ſemble cependant qu'il y a
bien des choſes à dire pour ſoute-
nir le contraire, ſi l'on veut y
faire un peu de réfléxion, & ſe défaire de ſa prévention.

Les ulceres qui affligent la gorge
& la bouche de ceux qui bavent,
viennent ſelon moi, des acides

contenus dans le ferment véroli-
que ; le mercure l'ébranle, le dé-
loge, le met en mouvement, le
charie avec la limphe pour lui
procurer une iſſue par la voye des
criſes, quelquefois par la bouche,
par les ſelles, par les urines, ou
par la tranſpiration.

Il faut conſiderer que dans la
ſalivation les âcres acides corroſifs du virus qui étoient répandus
dans toute la maſſe des fluides, &
ceux qui étoient cantonnez dans
les nodus, les puſtules, glandes,
chancres & ulceres ſont tous cha-
riez dans des tuyaux qui les con-
duiſent dans les canaux ſalivaires,
pour ſortir enſuite par la bouche,
ce qui fait la ſalivation ; qu'étant
ainſi tous réunis & paſſant tous
par un même lieu, il eſt naturel
qu'ils y laiſſent des impreſſions,
& que des parties auſſi délicates
que celles de la gorge & de la bouche, ſoient déchirées, entamées

& ulcerées par la quantité de ces petits corps tranchans, aigus & corrofifs, fans que le mercure y ait aucune part, que celle de les avoir mis en mouvement pour procurer leur fortie.

Le mercure que l'on fait entrer dans le corps par les frictions, prend une partie des liqueurs à contre-fens, comme nous l'avons déja remarqué : ce coup de rétrogradation qui poulfe de la circonférence au centre, fubtilife la limphe, l'éleve en haut, lui donne un mouvement violent & rapide, le porte vers la tête & la gorge, lefquelles s'enflent par cet amas de limphe qui lui eft dardé de prefque tous les endroits du corps, laquelle ne pouvant être contenue dans les petits volumes des vailfeaux, par l'effort de la tenfion qu'ils ne peuvent foutenir, les orifices des canaux falivaires font forcez, s'ouvrent, fe dilatent, & don-

nent passage à cette abondance
d'humeur limphatique : or comme le mercure n'a pas circulé suivant le cours naturel de la limphe,
& qu'il n'a fait que s'élever avec
elle, il n'a pû par ses roulemens
briser ni détruire la pointe des acides, qui passant par la gorge & par
la bouche, tels qu'ils sont, y causent des ulceres & des délabremens
incommodes & douloureux.

Le seul mouvement qui se fait
de la limphe & du mercure dans
cette occasion, est une simple sublimation qui se fait en haut & qui
s'y arrête ; tellement que si les canaux salivaires tardoient à s'ouvrir, le malade seroit suffoqué.
L'on voit donc que dans cette
conjoncture le mercure & la limphe sont dans une espece de repos ; que l'évacuation qui succe-
de, & l'écoulement de la limphe
& du mercure ne change rien dans
l'ordre de leurs situations ; l'action

quoique

quoique violente, se termine à la gorge. Pour que le mercure use & détruise les pointes des acides, il faut qu'il roule & qu'il circule paisiblement avec eux, par un mouvement continu & réitéré ; ce qui ne se peut faire par les frictions & par le parfum, ni par aucune préparation de mercure, de quelque nature qu'elle puisse être : quand la crise après les frictions se détermine par les selles ou par les urines, l'on a beau dire, si le mercure étoit joint aux acides, l'on verroit paroître des accidens & des ulceres à l'anus, à la vessie & à la verge, ce que l'on ne voit pas.

Si le mercure crud se pouvoit joindre aux acides, l'on verroit paroître de très-funestes accidens apres les frictions, par lesquelles il en entre une si grande quantité dans le corps. Ceux à qui nous en avons donné par la bouche plus de six mois de suite, comme par

exemple dans la cure des scrophu-
leux qui sont tous farcis d'acides,
si cette union étoit possible, il auroit paru quelques traces, quelque
marque, irritation, chaleur, excoriation, ce qui pourtant n'est
pas arrivé.

Pour que le mercure puisse être
sublimé, il faut qu'il soit en repos,
que le feu qui est dessous embrasse
ses parties rondes pour les élever
en haut, comme il arrive à celui
qui est employé par les Doreurs.

Quand le mercure crud est pris
par la bouche en pilules, quoique
ses parties soient très-divisées &
très-subtiles, malgré les purgatifs
avec lesquels il est mêlé, il se communique très-promptement aux
liqueurs, il nage dans un fluide, &
il est dans un perpetuel mouvement ; ainsi il ne peut être sublimé ; la chaleur du corps lui sert
d'éperon, l'anime, augmente son
mouvement , & le fait pénétrer

partout ; il ne quitte point les liqueurs avec lesquelles il eſt mêlé,
que pour gagner les émonctoires.

De très-habiles gens, de qui
cependant le mercure n'eſt pas
connu, ſont d'opinion que l'on en
peut prendre de crud par la bouche quelques livres, comme par
exemple dans le *volvulus,* ſans qu'il
puiſſe produire rien de fâcheux ;
mais qu'il eſt dangereux d'en
prendre ſeulement quelques dragmes, qu'alors il peut ſe ſublimer
par la chaleur du corps : opinion
reçûe par quantité de gens, &
cependant très-fauſſe.

M. Leduc Médecin, que nous
avons cité ci-deſſus, a vû à Smirne que la plupart des femmes qui
veulent paroître belles & fraîches
& acquérir de l'embonpoint, avalent ſouvent deux dragmes de
mercure crud ſans aucun mélange.

Quand l'on en prend quelques livres, s'il n'est arrêté par l'embaras des intestins, il passe vîte & sort au même poids qu'on l'a pris : quand il est pris en petite quantité, il reste plus long-temps dans le corps, il heurte, détache, brise & chasse dans les intestins ce qui se trouve dans le ventricule, de gras, de visqueux, de limoneux, d'âcre, & d'acide ; il fait la même manœuvre dans les intestins, mêlé avec ces matieres, roulant avec elles, il ne peut être sublimé, il ressort tel qu'on l'a pris, entraînant avec lui ce qui auroit pû aigrir le sang, alterer les fermens du ventricule, & causer une mauvaise coction.

Tout ceci fait voir quelle utilité l'on peut tirer de son usage, que c'est à tort que tant de gens se sont déchaînez contre lui : tels & tels, dit-on, ont été affligez de tels & tels accidens par l'application du mercure, donc il est mauvais, il est dangereux.

Il y en a même qui sont épouvantez quand ils entendent prononcer son nom, & qui croiroient être empoisonnez, s'il en étoit entré dans leurs corps.

Cette erreur est entretenue & fomentée par la prévention de plusieurs personnes, d'ailleurs capables, qui décident & jugent impunément sur les effets du mercure, sans distinguer quelle est la bonne ou la mauvaise maniere de l'employer ; ce qui porte cependant une difference très-considérable.

Si l'on se donne la peine de faire un peu d'attention sur ce qui a été dit ci dessus & sur ce que l'on dira à la suite, l'on verra que le mercure doit être pris par la bouche, tel que la Providence le donne, si l'on en veut ressentir le bénéfice, ou mêlé avec de legers purgatifs.

D iij

Que toutes les extravagances qu'il produit dans les frictions & le parfum, ne sont causées que par un mouvement surnaturel qu'il cause aux esprits & aux liqueurs, comme nous l'avons déja expliqué.

Qu'il ne peut devenir corrosif, que quand l'action du feu lui a fait perdre sa figure & son mouvement ; car alors il peut s'accrocher & se charger des acides, & former par ce mélange une espece de sublimé.

Quoique le mercure crud se divise à l'infini, ses parties les plus subtiles & sa vapeur même conservent toujours la figure ronde ; elles ne peuvent jamais sans la violence du feu, devenir pointues, crochues, ni tranchantes : elles ne peuvent donc ni accrocher ni être accrochées, tant qu'elles conserveront leur figure sphérique, & qu'elles seront, comme elles le

font, gliſſantes & polies ; & la chaleur du corps n'eſt pas ſuffiſante
pour produire aucun changement
ſur ces parties, même les plus fines
& les plus ſubtiles.

Dans l'ébulition & la fermentation qu'il ſouffre quand il eſt
mêlé & dévoré par l'eſprit de nitre, l'eau forte, & les autres eſprits, ſes parties ne ſont que diviſées & imperceptibles, leurs figures ſphériques ne ſont point détruites ; ce qui prouve cette vérité, c'eſt que ce mélange adoucit
ces eſprits ; ils ſont alors moins
piquants & moins corroſifs : cela
marque que le mercure crud peut
à juſte titre être nommé mercure
doux.

J'aurois pû me contenter de
rapporter les effets ſalutaires que
le mercure crud a produits entre
mes mains, ſans m'embarraſſer
d'en expliquer la mécanique, à
laquelle je n'aurai peut-être pas

D iiij

trop bien réussi, n'ayant aucun
principe de Chymie, & n'expo-
fant naturellement que ce que j'ai
conçû & que ce qui m'eft venu
dans l'efprit ; mais j'ai crû que
faifant voir de quelle maniere il
agit dans le corps, l'on aura moins
lieu de le craindre, & il ne paffera
plus pour un poifon, mais pour le
plus doux & le plus fouverain des
remedes. Après donc avoir fait
mon poffible pour juftifier le mercure, & fait voir qu'il eft ami de
la nature, l'ennemi capital des
maladies & de toute corruption ;
que par une admirable mécanique, fans s'incorporer ni fe confondre avec quoi que ce foit, il
diffout, abforbe, ruine, chaffe,
détruit, corrige tout ce qui eft
hétérogêne & vicieux ; que non
feulement pris par la bouche, mais
en le portant fur foi, ce qui en
émane eft capable d'éloigner du
corps l'air malin & contagieux,

de quelque nature qu'il foit, fans
en excepter aucun.

Tous les Auteurs qui ont traité
de la pefte, font d'opinion qu'elle
eft caufée par une coagulation du
fang : s'il eft ainfi, quel remede
lui peut mieux convenir que le
mercure crud.

M. le Begue, dans fon Traité
de la pefte de Marfeille, dit qu'elle
tire fon origine d'une foule d'œufs
de vers qui infectent la falive, les
alimens, le chile, le fuc nerveux,
& enfin les parties folides ; que la
chaleur de l'eftomac fait éclôre
ces œufs, qui enfuite dévorent avec
avidité une partie des alimens, ce
qui les fait croître jufqu'à une certaine groffeur : alors ils excitent
les premiers fimptômes de la pefte.

Ces vers font portez avec le
chyle dans le fang, où ils empêchent la circulation.

Suivant ce fyftême, rien n'eft
plus propre à détruire ces vers &

leurs semences, que le mercure.
Dans une Traduction de Jean-
Jacques Scheuchen, il propose
pour la peste l'éthiops minéral,
qui est une préparation de mercure : il dit que selon le fameux M.
Boyle, la peste vient rarement à
ceux qui habitent proche les mines de mercure. Considérant le
mercure comme très-volatil, &
qui transpire plus qu'aucun autre
métal, je suis d'opinion qu'un
corps préparé par notre mercure
ou quelqu'autre semblable, & qui
portât sur soi des petits sachets de
p au avec du mercure crud dedans, sur le sternum & sur les é-
monctoires, que les parties subtiles qui émaneroient de ce mercure, formeroient un tourbillon autour du corps, capable de s'opposer aux approches de l'air infect &
de le repousser : ce n'est au fond
qu'une vapeur qui peut trouver
une autre vapeur plus forte qu'el-

se , qui lui résiste ; c'est un air contre un air.

Si ce font des œufs , comme il y
en a quelqu'apparence , ils font
ronds , & les particules volatiles
du mercure pareillement ; il ne
peuvent donc ni se joindre ni s'accrocher ensemble : cependant les
globules du mercure détruisent ou
écartent ceux des vers : il faut que
ce soit le choc qui se fait par la
rencontre de ces petits corps sphé-
riques, que ceux du mercure ayant
plus de solidité , de force & de
mouvement , repoussent ou brisent
les plus foibles.

Ceux qui ne seront pas contens
de ces raisons , n'ont qu'à prome-
ner leur esprit dans les idées de
l'antipatie ; ils auront sur ce sujet
dequoi s'occuper.

Ces mêmes vapeurs du mercure
écartent aussi du corps les particules contagieuses de la petite vérole : j'ai vû bien des gens qui

n'ont employé d'autre moyen pour s'en garantir. Pourquoi ne produira-t il pas le même effet fur la vapeur peſtilentielle? il n'y a que du plus ou du moins.

Les Médecins Arabes ont con-fondu ces deux maladies enſemble, & pluſieurs ont été de leur opi-nion, & elles ont beaucoup de rap-port Un grand nombre d'Auteurs ont établi la cauſe de la petite vé-role dans une fourmilliere d'œufs de vers qui écloſent dans le corps des hommes, aux uns plutôt, aux autres plus tard; que les puſtules ſont remplies de ces petits vers, qui en rongeant la peau, y laiſſent les marques que nous y voyons; que ces irruptions ſont analogues avec celles de la peſte; que la tranſpiration de ces malades eſt aigre, & leur haleine pareille-ment, & ſent les vers, & n'eſt à proprement parler qu'une ſemen-ce de vers qui communiquent le

même mal à ceux qui les appro-
chent, & qui se trouvent disposez
par la qualité de leurs fermens, à
faire éclôre ces semences.

Ce système qui de tous ceux qui
ont paru sur ce sujet, est le plus
vrai-semblable, autorise l'usage du
mercure : comme spécifique, employé intérieurement ; & comme
préservatif, en le portant sur soi.

Une très-illustre Souveraine en
a porté plus de cinquante ans sur
soi, pour se garantir de cette maladie : Elle a passé quatre-vingt
ans sans l'avoir eue.

Je porte toujours du mercure
sur moi ; je suis âgé, & n'ai jamais
eu ce mal : j'ai vû que M. Lemery
le conseille dans sa Chymie.

Ce n'est pas seulement ces deux
maladies qui sont produites par
les vers : plusieurs Sçavans veulent
que les herpes, dartres, gales, teignes, & presque toutes les maladies de la peau soient causées par

des vers ou semences de vers, auſſi-
bien que les fiévres malignes. Selon Nicolas Hartſocker, la peſte,
les maux vénériens, & toutes les
maladies épidémiques ſont cauſées par des vers qui dévorent les
hommes, ſi l'on n'y remédie par
des ſpécifiques. Rien n'eſt donc
plus propre que le mercure, pour
guérir la peſte, la petite vérole, &
toutes les maladies vermineuſes,
puiſqu'il détruit la pourriture qui
fait éclôre les vers, qu'il fond les
coagulations que l'on prétend être
comme inſéparables de ces maladies : les langueurs, les défaillan-
ces & l'accablement ſont des accidens qui accompagnent ordinairement ces maux épidémiques, &
les ſignes les plus ſenſibles de la
coagulation.

Ce n'eſt pas que la diſſolution
n'accompagne quelquefois ces
maladies, mais plus rarement. Il
eſt facile de diſtinguer l'une &

l'autre de ces causes par les accidens.

M. Nevvton, dans un Traité
de Peste imprimé à Utrech, soutient que les vers sont la cause de
la peste, qu'ils s'accrochent dans
les draps, habits, hardes, &c.
qu'ils s'y multiplient & s'y conservent bien du temps ; que quand
l'on manie ces choses ou que l'on
ouvre les balots où ils sont nichez,
qu'ils ont de petites aîles, qu'ils
volent, s'attachent & se communiquent.

Cette opinion qui a paru à bien
des Sçavans la plus vrai-semblable, fait voir que le remede que
l'on propose, convient mieux
qu'aucun autre, soit que les vers
foient la cause essentielle de cette
maladie, ou qu'elle soit causée par
la coagulation du sang, ou que
toutes les deux subsistent ensemble, comme il pourroit être. Mrs
Chicoineau, Verny & Soulier,

Médecins députez de la Cour pour
traiter la peste à Marseille, sont
d'opinion que le venin de la peste
n'est contagieux par lui-même,
mais seulement par rapport à la
disposition des sujets qu'elle attaque. Quand ce syſtême seroit vrai,
le remede que nous proposons seroit suffisant pour corriger ces
mauvaises dispositions ; & je ne
laisserois pas d'employer l'amu-
lette, quand elle ne serviroit qu'à
frapper l'imagination des hommes, leur donner la tranquilité,
& dissiper la crainte, qui seule peut
faire contracter cette maladie.

Ces Mrs veulent que la peste &
la petite vérole ayent un grand
rapport ensemble, qu'elles ont à
peu près les mêmes accidens ; que
ce que l'on nomme le gros grain
dans la petite vérole, est une espece de bubon ou de charbon ; que
l'une & l'autre de ces maladies se
termine par des irruptions à la
peau.

Le très-judicieux & très-véritable M. Cicognini m'a assuré qu'en Italie l'on porte sur soi du mercure crud, pour se garantir des vapeurs ; que les femmes en portent pour éviter les attaques de l'ictéricie & de ses accidens.

Un homme de probité & de distinction m'a juré que Madame sa mere tomboit presque tous les mois dans des accès furieux d'ictéricie, accompagnez de délires & de convulsions ; qu'étant un jour dans ce triste état, il passa chez eux deux Capucins qui envoyerent prendre du mercure crud, l'enfermerent dans une petite canne, & lui attacherent au col, pendant sur le sternum ; que les accidens cesserent en très peu de tems ; qu'elle le porta dix-huit mois sans être affligée de cette maladie ; que l'ayant perdu, elle retomba dans le même mal ; qu'elle en fit refaire un autre, qu'elle avoit porté le refte de fa vie ; fans avoir reffenti depuis aucune attaque.

Quelle confequence peut-on tirer de tout ceci ? Si la feule vapeur de deux ou trois dragmes de mercure peut rétablir le calme dans toute l'économie, troublée par des accidens prefque épileptiques , & s'oppofer à leur retour ; que ne doit-on pas efperer du même remede pris en fubftance, quand il eft mélangé avec de legers purgatifs, qui n'attaquent & qui n'évacuent que ce qu'il y a de malin, de vicieux & de fuperflu, fans toucher aux bonnes humeurs, ce qui eft effectivement véritable ; quoiqu'il purge plus ou moins, felon la difpofition des fujets. Le mercure ne laiffe pas de fe communiquer au chile, au fang, & enfuite à la limphe, avec laquelle il fait focieté, & , comme nous l'avons déja remarqué, il l'accompagne dans tous les lieux du corps où elle eft cha-

riée, & ainsi jusqu'aux porositez
du cuir : ses parties volatiles s'é-
chapent par les pores, & forment
une transpiration mercurielle ;
elles sont dardées contre l'air qui
nous environne ; & se joignant à
la vapeur de celui que l'on porte
sur soi, ces deux vapeurs ainsi
jointes, forment un volume capable d'entourer le corps, & de mondifier & repousser tout ce qu'il y
aura de vicieux, de malin & d'é-
pidémique dans l'air qui nous touche & dans celui que nous respi-
rons : ainsi une partie de ce mercure que l'on prend par la bouche,
est vuidée par les selles, une autre
partie circule avec la limphe, &
l'autre sort par la transpiration.

Le ventricule, selon quelques
Anciens & plusieurs Modernes, est
le siége de presque toutes les maladies ; c'est lui aussi qui reçoit les
remedes qui sont destinés pour les
guérir.

L'on ne peut éviter , quand ils
font portez dans ce viscere, qu'ils
ne se mêlent & confondent avec
les fermens , qui selon leurs qualitez peuvent rendre les remedes
ou vicieux ou inutils.

De quelque façon que ce soit ,
ce mélange ajoûté ou diminué,
altere toujours la vertu du remede , & en rend souvent l'effet mauvais ou incertain.

Il n'en est pas de même du mercure crud ; il ne reçoit aucune altération dans l'estomac , rien ne
peut l'arrêter ni se confondre avec
lui ; ses parties volatiles toutes divisées, se joignent seulement avec
le sang sans changer de figure ni
ni de nature. La chaleur du corps
n'est pas suffisante pour le sublimer : il demeure tel qu'il est ; &
après avoir parcouru tout le petit monde pour y attaquer & détruire ses plus cruels & ses plus
redoutables ennemis , il ressort tel

que l'on l'a pris , excepté ce qui a
pû tranfpirer par les pores.

Cette manœuvre fe fait infenfiblement , fans tumulte, fans effort,
fans altération ni douleur ; il brife , il diffout les matieres craffes
& vifqueufes qui font dans le ventricule & dans les inteftins , & détruit par le choc & le mouvement
de fes parties rondes , toutes les
matieres indigeftes qui peuvent
être colées fur les membranes de
parties , les rend fluides & coulantes , & leur procurent une iffue ;
celui qui eft mêlé dans le fang ,
fait le même effet dans les lieux
où la limphe le charie , il force
tous les obftacles, & rompt toutes
les digues qui s'oppofoient au
cours des liqueurs.

Par fa figure il ouvre , écarte,
dilate & dérange tout ce qui s'é-
toit joint & uni contre nature.

Tous les écarts de ces matieres
brifées font par une efpece de cri-

se conduits aux émonctoires du
corps : voilà de quelle façon j'explique ce que j'ai pû concevoir de
l'action du mercure dans le ventricule, dans les intestins & dans
les liqueurs.

Il est certain que toutes les matieres hétérogênes que le mercure
a dérangées, ébranlées, délogées
& brisées, suivent la route & le
mouvement des fluides.

Ce qui se trouve de plus matériel & de plus crasse, est conduit
dans les intestins, comme parties
inutiles & superflues.

Les portions de ces matieres les
plus subtiles sont poussées dans les
glandes excrétoires ; & par la rapidité du mouvement que le mercure leur a communiqué, elles n'y
peuvent faire aucun séjour, se
trouvant confondues avec le volatil du mercure, elles sortent par
la transpiration, & entraînent
avec elles ce qui se peut trouver

de vicieux & d'étranger dans la
peau & dans les glandes.

C'est par là que nous avons expliqué ci-dessus l'effet prompt &
surprenant que ce remede a produit dans les embarras & obstructions du cuir & des glandes cutanées.

Tout ceci se fait par le mercure
qui est dans les vaisseaux & qui
suit le mouvement des liqueurs :
mais comme il faut que le suc
nourricier qui est destiné pour
nourrir les parties du corps, ré-
pande & se communique partout,
& que ce même suc ou baume du
sang est imprégné de mercure, il
ne peut qu'il ne heurte & qu'il ne
frote contre les acides qui sont
fourez dans les porositez des membranes, dans la sciatique, dans le
rhumatisme, & autres douleurs
des parties musculeuses, qu'il cause, ou par la chaleur qui les agi-

te, ou dans les mouvemens, des douleurs vives.

Ce mercure brife donc leurs leurs pointes, & les détruit par fon mouvement & fa figure, nulle autre chofe n'étant capable de produire le même effet.

Voilà donc de quelle maniere il eft *abforbant* & *diffolvant* ; termes d'ufage.

Il abforbe fans fe charger des acides ni d'aucune autre matiere ; il diffout fans avoir aucune chaleur, vrai fujet de fpéculation.

Un Seigneur * de la premiere qualité de cette Cour, grand par fon mérite, par fa naiffance & par fes Charges, qui m'honore de fon amitié, & qui a bien voulu fe donner la peine de lire mon Manufcrit fur le mercure, & capable de juger du mérite d'un ouvrage, me fit une objection forte & judicieu-

* *S. E. M. le Marquis de Rivarole, Grand Ve-neur.*

fe,

ſe, qui a donné lieu au petit raiſonnement que j'ai crû être obligé
de mettre ici.

Vous dites que le mercure crud
ſe communique au ſang & aux liqueurs ; cependant quand il eſt
arrivé dans le ventricule, mêlé &
incorporé dans vos pilules, elles
ſe diſſolvent ; alors le mercure
quitte les ingrédiens avec leſquels
il étoit confondu, toutes ſes parties diviſées ſe réuniſſent enſemble
pour former un globe qui ne peut
reſter long-temps dans l'eſtomac,
& paſſant par le pilore, entre dans
les inteſtins & ſort par l'anus ; ainſi rien de ce mercure ne ſe peut
communiquer aux liqueurs.

Je tombe d'accord, lui répon-
dis-je, que les pilules tardent peu
à ſe diſſoudre, par l'humidité qu'il
y a dans le ventricule, & par le
bouillon que l'on prend en les ava-
lant.

Mais l'on doit conſidérer auſſi

que dans ces pilules le mercure est
très-divisé ; que dans le tems que
cette dissolution se fait , le degré
de chaleur qui se trouve dans le
ventricule, est justement celui qui
convient pour faire élever comme
un petit nuage les parties les plus
volatiles du mercure ; ils quittent
les choses qui les retenoient , &
s'insinuent avec facilité & promptitude dans les bouches des veines
lactées , qui sont par la figure de
leurs pores toutes disposées à les
recevoir ; ainsi ils sont portez dans
le sang pour circuler avec lui. Ce
qui me fait conjecturer que la chose se fait ainsi , c'est que j'ai remarqué que dans les sujets qui ont le
ventricule farci de matieres glai-
reuses & visqueuses qui tapissent
la membrane interne du ventricule & qui bouchent les orifices
des veines lactées , ces petits globules se détachant dans le temps
de la dissolution & ne pouvant en-

trer dans ses vaisseaux, ils heurtent contre ces matieres, les divisent, les subtilisent & les détachent : cet ébranlement, le poids de ces matieres qui tombent au fond du ventricule, cause un petit vomissement très-utile aux malades : mais ce n'est que la premiere prise qui produit cet effet, qui n'arrive que très-rarement.

Soit de cette matiere que cela se fasse ou autrement, il est certain que les parties subtiles du mercure se communiquent très-promptement dans la masse du sang. L'on n'a, pour en être persuadé, qu'à examiner ce qu'il produit dans les tumeurs, obstructions, gravelle, goute sciatique, rhumatisme, &c. avec quelle promptitude il agit sur les maladies de la peau & de toutes les autres parties du corps.

Pour bien juger de la subtilité des parties volatiles du mercure, il ne faut que considérer la finesse

des ramifications des vaisseaux
sanguins & limphatiques dans lesquels il s'insinue & se mêle avec
ces liqueurs.

Un Anatomiste m'a fait voir
plusieurs membranes, dont il y en
a de minces comme une toile d'araignée, desquelles il a injecté les
vaisseaux avec tant d'art, que j'ai
admiré l'adresse & la patience de
ce fameux Anatomiste. à l'aide du
microscope, l'on voit des millions
de vaisseaux renfermez dans un
espace de quatre travers de doigt,
dont deux cens joints ensemble feroient à peine le volume d'un cheveu.

L'on voit par-là la nécessité
qu'il y a de maintenir les humeurs
fluides & coulantes, & la facilité
avec laquelle les coagulations se
peuvent faire, comme aussi les embarras & les obstructions.

L'on ne doit pas être surpris de
ce que je dis, que les parties sub-

tiles du mercure pénétrent dans les bouches & dans les ramifications des tuyaux les plus fins, si on se donne la peine d'examiner que le mercure qui est enfermé dans une plume bien scellée & bien bouchée, ne laisse pas de transpirer & de passer au-travers des pores de la plume qui sont imperceptibles.

L'eau hermétique marque la subtilité & la légéreté des particules volatiles du mercure : quoiqu'il bouille une multitude de fois dans l'eau, elle se charge de ces petits corps subtiles, & le poids du mercure ne diminue point.

L'on prétend, car je ne l'ai pas éprouvé, que si l'on tient un doigt posé quelque tems sur du mercure crud, une piéce d'or que l'on aura dans la bouche blanchira, & cela sans que le mercure diminue.

L'on voit par-là quelle est la volatilité du mercure, & en mê-

me tems qu'il n'y a que l'or qui
puisse arrêter ses particules subtiles ; soit que la figure des pores de
ce métal soit disposée à le recevoir,
comme il y a de l'apparence, ou
qu'il y ait une analogie entre ces
deux métaux qui les oblige à se
chercher & à se joindre. Il pénétre avec la même facilité les porositez de la peau, il s'insinue & se
communique intérieurement. On
le voit, & il n'arrive que trop souvent que des applications d'onguens & d'emplâtres mercuriels,
ou pour dissoudre quelque tumeur
quoiqu'en petite quantité, ne laissent pas quelquefois d'exciter des
salivations qui surprennent les
malades & les Chirurgiens qui les
traitent, ce qui fait ensuite qu'ils
ne l'employent qu'avec crainte.

L'on pourra me dire que le mercure que l'on porte sur soi, doit
par la même raison produire le
même effet, d'autant plus qu'une

vapeur aussi subtile doit pénétrer avec facilité.

Il est vrai qu'elle pénétre, qu'elle rend la limphe plus subtile & plus coulante, & par conséquent elle oblige à cracher plus facilement & même plus copieusement ; je l'ai vû sur moi & sur d'autres : cette évacuation est utile & salutaire, & ne peut pas être nommée salivation.

Cette simple vapeur n'a pas assez de corps ni assez de force pour s'opposer au cours du sang ; elle ne peut faire ni un effort ni une résistance assez complette qui puisse arrêter le cours des liqueurs, pour ensuite les sublimer vers les parties supérieures ; c'est comme une fumée subtile qui obéit sans résistance, qui pénetre les liqueurs sans effort, qni s'y joint & qui suit leur mouvement naturel, & qui enfin ne peut jamais rien produire de vicieux.

E iiij

Tout au contraire celui qui eſt
appliqué ſur quelque partie en on-
guent ou emplâtre, introduit par
les pores le mercure en ſubſtance
dans les vaiſſeaux ; ce qui peut
s'oppoſer au cours naturel des
fluides dans l'étendue de l'eſpace
où il eſt appliqué, cela dans certains ſujets eſt ſuffiſant pour exciter une ſublimation & une vraie
ſalivation, comme l'on voit qu'il
arrive aſſez ſouvent.

Toutes ces choſes ſuppoſent un
commerce entre la matiere ſubtile
du premier élément & le mercure ;
je paſſe légerement ſur cet article,
qui n'eſt pas de mon ſujet.

L'on pourra me dire que cette
élévation des particules volatiles
du mercure, que je ſuppoſe ſe devoir faire dans le ventricule, eſt
une ſublimation ; cependant j'ai
dit que pris par la bouche il ne
peut ſe ſublimer dans le corps ; il y
a là une contradiction.

Les remarques que j'ai faites sur
le mercure, sur son action & sur
ses effets, quand il est pris par la
bouche, n'ont jamais pû me persuader qu'il pût se sublimer au
point de monter à la tête, ce que
j'appelle la véritable sublimation ;
or dans certains cas particuliers
qui sont très-rares, comme par
exemple dans la cure de Madame
Ressent ?

Je crois seulement que ses parties volatiles peuvent dans le seul
ventricule s'élever dans la dissolution des pilules, & se confondre
avec cette admirable crême qui
résulte de la coction, je veux dire
le chile, & de concert entre dans
les veines lactées : la capacité du
ventricule, sa chaleur, les sucs,
fermens ou liqueurs subtiles avec
lesquelles il s'associe simpatique-
ment, favorisent cette manœuvre.

En entrant dans ces petites vei-

E v

nes, ils suivent le cours de la liqueur qu'ils ont pompée; il n'est
plus alors susceptible de sublimation, ils sont mêlez avec un fluide
qui leur sert de véhicule.

Cette objection a donné lieu à
toutes ces remarques, qui m'ont
un peu écarté de mon sujet.

La crise que l'on excite avec les
frictions, & qui se fait par la bouche, ne se fait point sans violenter
la nature; elle est honteuse, odieu-
se, laborieuse & périlleuse; elle est
accompagnée de mille sujétions &
d'autant de précautions: pour tirer du flux de bouche toute l'utilité & tout le bénéfice nécessaire,
il faut le pousser à l'excès, il faut
mettre les malades aux abois: s'il
est foible, ou les malades mal servis, si on les flate, on les manque;
tout ce que l'on a fait & tout ce
que l'on a souffert a été inutile, &
n'a servi qu'à rendre le mal plus
rebele & plus difficile à guérir.

Ce font ces cures infructueuſes
qui rendent le virus plus fort &
plus vigoureux, les malades ſe re-
butent, & n'oſent plus s'expoſer
une ſeconde fois au caprice d'une
cure incertaine & cependant pé-
rilleuſe; & ſi l'on excite un flux
tel qu'il doit être pour terminer
les cures, ils font en riſque de ſuc-
comber.

C'eſt profaner la bouche que de
l'aſſujettir à une fonction ſi rebu-
tante, ſi humiliante, & en un mot
ſi indigne d'elle.

Il me ſemble qu'il eſt plus rai-
ſonnable & plus naturel de lui ſub-
ſtituer un émonctoire, que la nature a deſtiné pour le plus vil & le
plus abject des emplois.

Les inteſtins & l'anus font ac-
coutumez à donner paſſage aux
immondices du corps; la raiſon
nous indique de prendre ces routes quand nous traitons les maux
vénériens avec notre mercure.

comme aussi les autres maux qui
sont causez par les acides, dont le
nombre est très-grand.

L'on tarde peu à s'appercevoir
de la destruction du virus & de la
ruine des acides.

Comme ce mercure est mêlé
avec des purgatifs, tout se détermine à sortir par les selles : comme
il est pris par intervale & de suite,
les premieres servent de préparation aux autres, elles commencent à fondre & à rendre les humeurs fluides & obéissantes ; celles
que l'on prend ensuite procurent
avec facilité des évacuations salutaires, toujours salutaires & mo-
dérées.

Ainsi nous procurons une espece de flux par l'anus, très-com-
mode, & que nous faisons durer
tant qu'il nous plaît.

Flux pour flux, celui-ci me pa-
roit préférable, par une multitude
d'endroits.

Quand le malade n'auroit d'autre avantage que celui de pouvoir être traité & guéri dans le
secret, sans garder ni la chambre ni le lit, sans quitter ses exer-
cices ni sa maniere de vivre, cela
devroit suffire.

La cure se fait sans péril, avec
douceur & facilité.

Les mauvaises préparations du
mercure que l'on donne ordinairement par la bouche, & le peu
d'utilité que l'on en tire, ont donné la vogue au flux de bouche;
ceux qui ont été guéris par son
moyen, ont publié la bonté du remede; ceux qui sont morts dans
ces cures n'ont rien dit: ceux qui
ont été manquez ont déclamé contre le remede, & ont crû avoir un
mal qui n'étoit pas de la dépen-
dance du mercure; & les differens
sentimens des Docteurs sur ses
vertus, sur sa nature & sur l'usage
que l'on en doit faire, n'ont engen-

dré que des doutes, & tout cela
faute de le connoître.

Les uns le louent, les autres le
blâment ; l'un le veut employer
crud, l'autre le regarde sans être
préparé comme un poison : on le
déguise sous une multitude de formes, & on lui a ôté sa force & sa
vertu, en lui ôtant sa figure & son
mouvement.

Cependant pris par la bouche,
comme nous le donnons, l'on voit
qu'il chasse les impuretez du corps
par les voyes où toutes les émondi-
ces sortent journellement & indis-
pensablement.

Les intestins pour remplir ces
fonctions sans peine, sont revêtus
& tapissez intérieurement dans
toute leur étendue, d'un mucilage
qui les garantit des picotemens
qu'ils pourroient recevoir des matieres âcres, bilieuses & corrosi-
ves qui seroient évacuées par cet
émonctoire ; c'est par cette raison

qué le virus vénérien qui sort par
cette voie, ne produit rien de fâcheux.

L'on me dira sans doute que ce
volume de vapeurs mercurielles
que je suppose entourer le corps,
se mêlant avec l'air que l'on respi-
re, il en doit entrer dans la poitrine.

Cela est indubitable & inévitable; mais elle y servira de remede
& de préservatif contre la pourriture, rendra la respiration aisée
en divisant & rendant fluide ce
qui pouvoit engager les poumons,
& convient à l'asthme & à la cour-
te haleine, comme je l'ai éprouvé
plusieurs fois, & fera un meilleur
effet si l'on en prend intérieurement. S'il arrive, quoique rarement, que ceux qui travaillent
aux mines de mercure ayent été
incommodez, il faut considérer
qu'ils sont dans des lieux souter-
rains, où l'air est extrêmement

chargé de mercure volatil, ou qu'ils n'y respirent que du mercure, qu'ils y passent toute leur vie, & que ce n'est que la quantité qui produit l'accident que nous avons remarqué ci-dessus ; qu'il y en a cependant beaucoup qui ont vieilli dans cet exercice, sans avoir été attaquez d'aucun accident.

Ceux donc qui n'appréhendent le mercure que par rapport au flux de bouche qu'il excite, n'auront plus cette crainte quand ils en prendront qui sera bien préparé & engagé dans un frein qui le retient, comme est celui que nous préparons, quand l'on en prendroit un an de suite. Les cures que nous avons marquées ci-dessus, en font foi.

C'est aussi après avoir dans bien des rencontres éprouvé les bons effets qu'il a produit, & à force de réfléchir, que je me suis formé un système qui peut m'expliquer à

moi-même la maniere avec laquelle les choses se sont faites.

J'ay enfin crû, comme je l'ai
déja dit, que toute la force & la
vertu du mercure consiste dans sa
volatilité, sa figure & son mouvement : que j'aye bien ou mal pen-
sé, que le mercure agisse comme je
me le suis imaginé, ou d'une maniere toute contraire; il me suffira
d'avoir fait voir aux ennemis du
mercure sa bonté, son utilité, &
ses vertus.

Si mes idées sont fausses, je suis
seul complice, car aucun Auteur
ne m'a rien prêté: si quelqu'un a
écrit du mercure comme moi, cela
n'est pas venu à ma connoissance;
l'expérience a été mon maître,
mon conducteur & mon guide,
dans ceci comme dans ce que j'ai
donné jadis au Public.

Je croi même qu'aucun avant
moi ne l'a employé si long-temps,
si heureusement, ni en tant d'occasions différentes.

Ce qui me fait croire que dans le mercure crud l'on peut trouver un remede universel, s'il est possible d'en trouver.

Les différens climats, car j'en ai envoyé dans des pays très éloignez, les saisons, les tempéramens, les âges, les sexes, les maladies internes & externes, tout est égal; il produit un peu plutôt, un peu plus tard, toujours des effets salutaires. Ceci favorise l'opinion de ceux qui croyent qu'il n'y a qu'une cause qui produit toutes les maladies qui affligent le genre humain.

Si cette opinion a lieu, un seul remede peut les guérir toutes.

Que les differens effets & les différentes maladies que cette premiere cause ou ce ferment produisent dans les hommes, ne dépendent que des différentes dispositions qui se rencontrent dans les sujets; qu'elle est toujours la mê-

me, qu'elle est seulement déguisée
& masquée.

Beaucoup de choses concou-
rent pour faire cette difference
dans les tempéramens : les influen-
ces qui prédominent dans la con-
ception ou dans la naissance, les
climats, l'air, les alimens, toutes
ces choses déterminent l'inclination, la disposition, la force, la
foiblesse, les vertus, les vices, &
les differentes qualitez du sang &
des humeurs.

Il y a des maux héréditaires, il
y en a de région, de terre, de mer,
de jeunesse & de vieillesse, qui toutes ont une singularité. Il y a des
maux qui sont contractez par le
mauvais usage des choses naturelles, le peu ou le trop d'action, &
l'usage de certaines liqueurs.

Il y a environ vingt-quatre ans
que j'eus la commission de ma
Royale maîtresse d'aller voir M. le
Marquis de Lucé son Ecuyer à Mi-

Ian, qui étoit dangereusement
blessé ; c'étoit dans les grandes
chaleurs. Je bus pour me d'saltérer, pendant huit jours seulement
que je restai dans cette ville, un
certain vin blanc du pays, très-vert & très crud : cette boisson
forma un acide dans mon sang,
qui en douze ou quinze jours après
épaissit & rendit la limphe si visqueuse, que les parties tartareuses du sang qui sont toujours sabloneuses, se lierent & s'embarasserent tellement dans cette humeur épaissie, qu'il se forma des
petites pierres qui penserent me
donner la mort. Je me délivrai entiérement de ce mal par le mercure crud, comme je l'ai marqué ci-dessus, tout autre remede ayant
été sans effet.

Cet échantillon de théorie à
qui le mercure a donné lieu, &
de qui les parties volatiles m'ont
élevé au-dessus de ma sphere, me

laisse entrevoir encore, outre ce ferment universel que je crois presque aussi ancien que le monde, un autre ferment particulier produit par le mélange de plusieurs semences, qui ayant fermenté ensemble, ont donné principe à un virus vicieux & contagieux, qui ne peut être détruit par le temps, & dont les impressions se communiquent de génération à génération.

Les Anciens n'ont point connu ce ferment : il a même échapé aux lumieres profondes du grand Hippocrate ; & la lépre qui étoit si commune de son tems, en étoit un produit, n'étant selon plusieurs Auteurs, qu'une vérole invétérée.

Comme la semence a été la premiere infectée de ce virus, quelques uns croyent que le mauvais caractere qui lui a été une fois communiqué, ne peut être entie-

rement détruit, qu'il se communique aux descendans à l'infini,
qu'il pulule plus ou moins, selon
la disposition des sujets ; qu'il se
peut communiquer aux deux sexes
par une multitude de voyes différentes, sans blesser la pureté ; qu'il
est difficile de trouver une famille
qui n'ait tiré de ses Ancêtres quelques étincelles de ce mal , qui est
devenu très-commun depuis que
les meres n'alaitent plus leurs enfans ; que ce levain qui se déguise
sous une multitude de formes différentes , qui embarrasse souvent
la Médecine dans ses jugemens &
ses prognostics , peut s'assoupir , se
calmer , & ceder en apparence ;
que son acide peut s'adoucir, mais
que le coagulatif subsiste ; qu'il
passe d'un sujet à un autre ; qu'il
peut épargner le pere & maltrai-
ter le fils ou le petit-fils ; qu'il peut
se cantonner dans des corps glan-
duleux , y rester long-temps en re-

pos ; que certaines dispositions peuvent l'ébranler, l'exalter, & le mettre en mouvement, & par conséquent le faire rentrer dans le commerce des liqueurs, le déterminer à se déposer sur certaines parties, pour former la goute aux articulations, la sciatique à l'ischion, des rhumatismes sur les muscles, la gravelle aux reins, les scrophules aux glandes, le cancer au sein, des obstructions aux visceres, des teignes, galles, ulceres, lépres, &c.

Que la plupart de ces maladies sont des éclats & des étincelles de vérole.

Que pour ménager la délicatesse des malades qui n'ont pas mérité ces maux par la débauche, le judicieux Médecin dans cette conjoncture épineuse, n'ose proposer un remede qui supose une maladie honteuse ; que le nom du mercure qui convient seul pour vaincre ces hidres, fait horreur aux malades; ainsi ils sont privez d'un secours certain, & l'on fait des cures qui ne sont jamais que palliatives.

C'est ainsi que bien des malades languissent des temps infinis, toujours dans les remedes & toujours affligez, & à la fin les maux deviennent incurables.

L'experience autorise ce raisonnement, & fait en même temps voir que le mercure étant sans contredit un remede spécifique pour guérir la vérole, il doit aussi guérir les autres maux qui peuvent dépendre de la même cause: il le peut faire & il le fait; & si la cause de toutes ces maladies peut être détruite, il n'y a que lui qui ait la force de le faire: beaucoup de remedes peuvent soulager, pallier les accidens, & procurer des tréves, mais il n'appartient qu'au mercure à faire les cures éradicatives.

Ce

Ce qui surprend dans l'usage du mercure crud, que nous donnons par la bouche, c'est que la douceur avec laquelle il agit, ne répond nullement avec les prodigieux & salutaires effets qu'il produit; l'on peut dire actuellement, & d'une promptitude surprenante, sans avoir produit, depuis plus de quarante-trois ans que je m'en serts, sur plus de cinq à six mille malades, le moindre des accidens; ce que l'on ne peut pas dire d'aucun autre reméde de la Médecine.

Plus l'on en prend, plus l'on voit croître ses forces & son embonpoint.

L'on verra que la chose est possible, si l'on se donne la peine d'examiner, sans prévention, que le mercure, comme je l'ay déja fait voir, s'insinue trés-promptement dans les liqueurs, rend le sang plus doux, plus fluide, & par conséquent plus propre à être porté &

charié dans les tuyaux les plus fins.
les plus subtils & les plus éloignez,
par la voye de la circulation, pour
communiquer l'aliment aux parties du corps ; qu'il détruit sans
contredit les embarras, obstructions & obstacles ; qu'il ouvre les
tubes & les dépuratoires ; qu'il facilite & provoque aux femmes l'é-
vacuation des menstrues ; qu'il
détruit enfin tout ce qui pouvoit
s'opposer à la distribution des sucs
nouriciers, & au cours naturel
des esprits & des fluides, qu'il ruine, & absorbe les acides qui causent la maigreur, & qui font la pe-
piniére d'un grand nombre d'infirmitez ; qu'il procure l'évacuation
de tout ce qu'il y a d'heterogêne
& de vicieux, sans toucher à ce
qui est bon, utile & nécessaire.

Toutes ces choses font voir que
le mercure crud, employé de la
maniere, n'affoiblit nullement,
mais qu'il fortifie & engraisse.

Voila ce que j'ay conçu de la mécanique du mercure, sur les fermens vicieux, de quélque nature
qu'ils puissent être ; que l'on peut
l'employer sans risque dans les cas
les plus simples, comme dans les
maux les plus considérables & les
plus pressans. Par exemple. L'apo-
plexie & la paralysie étant produites par un sang trop épais, & par
des humeurs visqueuses engagées
dans le cerveau, le mercure redonnant au sang sa fluidité naturelle,
& détruisant ces viscositez, il doit
s'ensuivre la circulation libre des
liqueurs & des esprits: car en ôtant
les embarras, l'on ôte la cause essentielle de ces maladies. La cata-
raque est causée par une matiére
étrangere, qui se coagule peu-à-
peu entre le cristalin & la tunique
uvée, ou par l'épaississement des
liqueurs qui circulent dans la substance du cristalin, qui bouche à
la fin le trou de la prunelle.

F ij

Qui doute que ce diſſolvant ne pût diſſiper cette coagulation, s'il étoit employé à tems?

La goute ſereine n'eſt qu'une obſtruction dans le nerf optique, cauſée par une même matiere ; le même reméde y peut convenir.

Enfin , toutes les parties du corps, ſans exception, ſaines ou malades , ſont également pénétrées par le mercure dans les ſaines ; il y paſſe comme ami & bienfaiteur ; dans les malades, comme réparateur , libérateur, reſtaurateur & correcteur des cauſes & des accidens.

Ce qui eſt agréable , c'eſt que pendant ſon uſage , les malades jouiſſent d'un plein repos & d'un grand calme ; il agit ſans tumulte, ſans agitation & ſans dégoût.

Ce qui veut dire que la nature le goûte, qu'elle luy plaît & qu'elle luy convient ; puiſque par ſon moyen elle eſt délivrée de ce qui l'oppreſſe , ſans cependant rien changer dans l'ordre de ſes fonctions naturelles & animales.

Ceci prouve évidemment que la nature eſt ennemie de la violence ; ce que j'ay tâché de perſuader aux jeunes Chirurgiens dans mon premier Ouvrage ſur la curation des playes ; elle aime la ſimplicité & la douceur. Toutes ces productions & ſurprenantes operations ſe font ſans effort, ſans violence, ſans bruit & ſans fracas ; elle remue tout, ſans s'agiter ; elle nourit tout, produit tout, conſerve tout, multiplie tout, ſans faire paroître aucune action ; le prudent Médecin doit la ſuivre, & l'imiter dans la cure des maladies.

C'eſt ce que j'ay vû pratiquer avec beaucoup de ſatisfaction par le trés-ſçavant & trés-ſage M. Cicogniny, Conſeiller, & Premier Médecin de Madame Royale. Je dois à ſon mérite & à la verité cet-

te autentique déclaration , l'ayant
vû traiter plusieurs malades, qu'il
a guéris sans leur donner aucun
remede, observant judicieusement
les mouvemens de la nature, en la
laissant agir seule , quand elle le
veut & quand elle le peut , & luy
donnant la main à propos quand il
est besoin. C'est faire la Médecine
dans toute sa perfection.

Ce Traité paroîtra long , il est
vray , mon sujet m'a entraîné in-
sensiblement : il n'y a cependant
rien d'inutile. Je suis tombé dans
des redites , que je n'ay pû éviter
par mon peu de talent , & par l'en-
chaînement des preuves, des raisons & des cas sur lesquels je me
suis un peu étendu ; lesquelles choses il m'a fallu tirer de mon sterile
fonds, pour appuyer selon ma capacité une chose qui me paroît
nouvelle , sans le secours du Grec
ny du Latin.

Je prévois une révolte d'esprits ;

les uns par chagrins & par envie,
les autres par prévention ou par
interest.

Ceux enfin qui sont ennemis ju-
rez des nouveautez, qui, sans vouloir se fatiguer l'esprit, suivent
tranquilement, aveuglément &
nonchalamment les routes bonnes
ou mauvaises que l'antiquité leur
a tracées, qui applaudissent à
tout ce qu'elle nous a laissé, comme à des oracles, & qui condam-
nent sans appel ce qui n'est pas
forti de leur fonds.

Comment, dira-t-on, un simple Praticien, sans lettres & sans
érudition, a l'audace de protéger
un reméde décrié par de fameux
Auteurs? Le docte Fernel l'a décrié, faute de le connoître. Quelle
témérité!

La Médecine & la Chirurgie
sont en possession depuis plusieurs
siécles d'une quantité de bons re-
médes, qu'il faudra sacrifier au

mercure ; & cela , sur la bonne
foy de quelques cures , que le hazard a favorisées ; l'on a toleré
son premier Ouvrage , où il attaque impunément la vénérable antiquité ; celui-cy sera criblé , cri-
tiqué & décrié.  Cet orage capable
capable d'accabler & le système
& l'Auteur , ne m'épouvante que
médiocrement : l'on trouvera des
fautes dans ce Traité dignes de
censure , & aussi dans la maniere
de m'expliquer ; mais ce n'est pas
ici une piéce d'éloquence , d'autant plus que les plus beaux Ta-
bleaux ont leurs ombres.

J'espere cependant que la force
de la verité , & les réfléxions que
les gens raisonnables pourront
faire sur ce sujet , seront suffisan-
tes pour justifier & même prote-
ger ce Traité du mercure ; d'autant plus que ce sont des expériences de plus de quarante-trois
ans qui ont donné lieu à cette en-

trepriſe, & qu'un peu de tems & un peu de patience le feront triompher de ſes ennemis, & que ce remede aura un jour la préfé-rence ſur preſque tous les remedes d'uſage pour le bien & l'utilité publique.

Mon âge de 70 années, qui rend tous les jours de ma vie critiques & toutes mes années climatéri-ques, me devroit porter à ne pas faire un ſecret de la préparation & compoſition de ce remede ; vû d'ailleurs que dans mon premier ouvrage j'avois flaté le Public de le donner un jour en lumiere ; ce jour n'eſt pas encore venu, la ri-gueur des tems l'a reculé, par les pertes conſidérables que j'ai faites dans ma Patrie.

Ma famille peut trouver dans ſon uſage une reſſource qui la con-ſole, & la dédommage en même temps de l'injuſtice qui l'a privé de pluſieurs années de mon travail

& de mes fatigues : c'eſt à eux à qui je laiſſe le ſoin de tenir ma parole quand ils le jugeront à propos ; je n'en prive pas le Public.

Si par mes applications j'ai pû trouver le moyen de faire avec le mercure un remede ſi utile, il ne manque pas de gens habiles & élevez, qui peuvent faire la même découverte.

A force de réfléchir & de travailler, je me ſuis rencontré moi-même avec Magatus, ſur ce qui concerne la curation des playes.

L'on peut ſe rencontrer avec moi ſur cet article : quoiqu'il en ſoit, je n'aurai pas fait peu, ſi je puis perſuader que le mercure crud peut être employé utilement, ſans danger & ſans crainte ; que ce ſimple métal ſans goût ni ſans odeur, peut être ſubſtitué à un fatras de remedes dégoûtans, dont l'effet eſt incertain, ſouvent inutile ou pernicieux, & que ce-

lui-ci maintient l'esprit & le corps
en santé, & qu'il éloigne la vieillesse.

Ceux qui pourroient douter
qu'il y eût de l'exageration dans
mes récits & dans les vertus que
j'attache au mercure, prendront
la peine, s'il leur plaît, de lire les
Lettres qui suivent, & qui n'ont
point été mandiées.

Elles sont de deux fameux Professeurs en Médecine. La premiere
de M. Gofe Docteur en Médecine
établi dans la ville de Chiere ; les
autres de M. Mancheti aussi Docteur en Médecine, & Médecin de
S. E. Mgr le Cardinal Pico de la
Mirandole ; une écrite de Boulo-
gne, & les autres de Rome, con-
tenant ce que ce remede a fait sur
la personne de ce sçavant Médecin, sur M. son frere, & sur d'autres, où il l'a employé avec un
très-bon succès.

» De Chiere le 12 Aoust 1721.

F vj

» Je me ferois donné l'honneur,
» Monsieur, de répondre plutôt à
» votre obligeante Lettre, si je n'a-
» vois voulu premierement obser-
» ver l'effet des pilules que vous
» nous avez envoyées pour Mada-
» me la Comtesse Rusquet : je suis
» confus d'avoir tant tardé ; mais
» en récompense je vous ferai la
» relation de la bienheureuse pif-
» cine que nous avons reçûe, &
» que nous avons employée sui-
» vant votre Mémoire.

» Je vous dirai donc que cette
» Dame est tout-à-fait délivrée
» des cruelles douleurs qui la mar-
» tyrisoient depuis plus de quatre
» mois.

» Il y a environ quinze jours
» que nous employons votre re-
» mede : elle n'en avoit pas pris
» quatre prises, que ses douleurs
» sont cessées entierement ; elle se
» remue très librement, & avec
» d'autant plus de plaisir, que de-

» puis qu'elle est alitée, elle avoit
» toujours resté sur le dos.

» A la septiéme prise elle est sor-
» tie du lit, & elle marche avec
» des bequilles.

» Ce remede l'a purgé sans au-
» cune douleur ; cependant elle a
» vuidé des eaux une quantité
» prodigieuse & étonnante , par
» l'effet admirable de votre ex-
» cellent remede: elle en est si sur-
» prise & si contente, qu'elle veut
» en continuer l'usage , malgré les
» grandes chaleurs.

» Si vous le jugez à propos , je
» croi qu'on la pourroit envoyer
» à Aquy, pour achever ce que vo-
» tre très excellent & admirable
» remede a si heureusement com-
» mencé. Monsieur & Madame la
» Comtesse vous font mille com-
» plimens & autant de remerci-
» mens, & vous prie de les mettre
» tous deux aux pieds de Madame
» Royale. Quant à moi , je suis

» charmé de cet heureux succès : je
» vous supplie de me croire, &c.

Cette Lettre a été fidelement
traduite de l'Italien en François.
Cette Dame n'a pas eu besoin d'aller aux Fangues d'Aquy.

*Copie traduite d'une Lettre écrite par*
*M. Mancheti Docteur en Médecine,*
*&c. à M. Cicogniny, Conseiller &*
*Premier Médecin de Madame Roya-*
*le.*

» Si vous avez crû, Monsieur,
» que la goutte m'a obligé de mar-
» cher avec un bâton, vous avez
» crû la verité ; mais je vous ap-
» prens que depuis trente-cinq
» jours je ne m'en sers plus : j'at-
» tribue ce bénéfice aux excellen-
» tes pilules de M. Belloste, que
» j'ai prises avec satisfaction.
» Le meilleur de mes amis avoit
» une fistule à l'anus il y avoit six
» ans, qui étoit venue d'elle-mê-

» me & qui s'étoit ouverte sans
» douleur, qui formoit une grof-
» seur un peu plus grosse qu'un
» pois, & qui purgeoit par une ou-
» verture qui s'y étoit faite ; je lui
» ai donné des mêmes pilules, &
» en très-peu de tems il s'est trou-
» vé entierement guéri. C'est pour-
» quoi j'ai consigné 48 liv. pour
» trois onces que je vous prie de
» m'envoyer : si elles ne sont pas
» ici Dimanche, il faudra que
» vous preniez la peine, Monsieur,
» de me les envoyer à Rome.
» Quant à mon frere, lequel par
» la grace de Dieu se porte bien,
» quoiqu'il ait encore un petit
» reste de palpitation dont il n'est
» presque plus incommodé, j'a-
» vois crû que les antipocondri-
» ques & les remedes martials
» pouvoient le soulager : mais au
» contraire les accidens croif-
» soient à tel point, qu'il a fallu
» les abandonner. J'ai crû un

» épaiſſiſſement dans les fluides,&
» même quelques polypes ; j'ai
» penſé que l'unique remede étoit
» les pilules de M. Belloſte, que je
» lui ai fait prendre, même dans
» le tems froid ; tellement que
» lui en donnant de fois à autre,
» tous les plus fâcheux accidens
» ſont ceſſez ; il n'a plus de ventre,
» & a une très bonne couleur. J'é-
» crits à M. Belloſte, que je vous
» prie de ſaluer de notre part ; &
» ſuis, &c. MANCHETI.

*Lettre à moi adreſſée de M. Mancheti.*
*du 9 Octobre 1723.*

» Le très-cher & très illuſtre
» M. Cicognini m'aſſure tant de
» votre bonté, Monſieur, que
» j'oſe vous adreſſer ces lignes pour
» témoigner mes obligations &
» mes remercimens, & de mon fre-
» re pareillement, quoique nous
» n'ayions pas l'honneur de vous

» connoître ; ayant éprouvé tous
» deux avec un égal sort & profit
» de notre santé , les effets mira-
» culeux de vos très-vertueuses
» pilules , le prix & le mérite ne
» pouvant être renfermé à un louis
» d'or le grain , par leurs bons ef-
» fets & leurs admirables qualitez.
» Mais cependant, Monsieur, je
» voudrois bien vous prier en fa-
» veur de la Médecine , de m'en
» vouloir modérer le prix. J'écris
» à M. Cicognini , qui se chargera
» de la quantité que vous voudrez
» bien m'envoyer , vous priant de
» les accompagner d'une instru-
» ction, & en quels maux l'on peut
» les employer , & si elles se conser-
» vent long-tems. Nous partons
» dans la fin de ce mois pour Ro-
» me avec Son Eminence ; vous y
» aurez un serviteur tout plein de
» reconnoissance & d'estime , tout
» disposé à vous servir, vous priant
» instament de me croire , &c.
»                     MANCHETI.

## *Extrait abregé & traduit d'une Lettre du même M. Mancheti, du 14 Janvier 1714, à M. Cicognini son bon ami, écrite de Rome.*

» Je vous dirai, mon très cher
» & très-illustre Monsieur, que
» ces jours passez, je sentis une
» nouvelle attaque de Goute, je
» me trouvai les jambes engagées
» & les pieds douloureux, ce qui
» ne m'étoit pas arrivé depuis
» quatre mois. Je pris d'abord une
» double prise des pilules de M.
» Belloste, c'est-à-dire une drag-
» me : chose surprenante & cepen-
» dant véritable, l'operation du
» remede, n'a pas été finie, que
» tout est disparu. Je ne puis trop
» louer le remede & l'Auteur, &
» vous prie de le bien saluer de ma
» part : je lui fais de tout mon
» cœur offre de services en ces
» quartiers ; je n'ai point d'expres-
» sions assez fortes pour lui témoi-

» gner ma reconnoiſſance, &c.

Les éloges que M. Mancheti fait de ce remede, ne peuvent être ſuſpects ; c'eſt un très-habile & très-judicieux Médecin, qui ne peut ſe taire ſur l'effet que ce mercure a produit ſur M. ſon frere, qui par ce moyen s'eſt délivré entierement d'une maladie très-périlleuſe, & ſur luy-même, & qui ſe flate par une autre Lettre de Février 1724, à M. Cicognini, d'être entierement délivré de la goutte qui l'affligeoit cy-devant, & qui l'obligeoit à garder la chambre des mois entiers, quand il en étoit attaqué ; & que depuis qu'il a commencé à ſe ſervir de ce remede, il n'a eu qu'une legere attaque qui ne luy a duré qu'un jour ſeulement ; qu'il eſt bien-aiſe de ſçavoir s'il peut employer ce remede à une tumeur ſchirreuſe, très-groſſe, très-dure & très-ancienne. Je lui ai répondu d'abord

qu'ils pouvoit les employer hardiment, non seulement à ces tumeurs, mais à toutes celles qui affligent les hommes ; que depuis un
mois j'ai traité un homme de distinction très connu de M. Cicognini, d'un très-fâcheux sarcocele, accompagné de la dureté totale de la langue : lesquelles deux
maladies ont été très-promptement guéries sans autres remedes ;
que c'est M. le Médecin Bouillon
Professeur Royal de notre Univer-
sité, qui m'avoit mis ce malade
entre les mains ; que ce très-docte
Médecin l'avoit déja éprouvé sur
d'autres maladies très-épineuses,
avec une entiere satisfaction.

N'ayant pas eu occasion de rien
dire du polype dans le cours de ce
Traité, & que ces Lettres de
Rome me sont envoyées dans le
temps que j'acheve d'écrire ceci,
j'ai jugé à propos en finissant de
dire ce que je pense sur l'extraor-

dinaire cure du frere de M. le Médecin Mancheti ; car c'eſt pour
moi une nouvelle découverte.

Le polype eſt un excroiſſance
de chair qui tire ſon nom de ſa
figure, parce qu'il reſſemble à un
poiſſon que l'on nomme ainſi. Il
eſt engendré d'un ſang âcre,
gluant & viſqueux, qui circule
lentement ; c'eſt ce qui donne le
tems aux âcres ou acides de faire
des excoriations aux orifices de
quelques vaiſſeaux, & en même
tems épaiſſir le ſuc nourricier qui
flue pour la nouriture des parties,
lequel ſe mêlant avec la viſcoſité
des autres liqueurs, donne lieu à
des excroiſſances qui ont leurs ra-
cines à l'endroit où l'excoriation
a commencé, & qui prennent la
figure des lieux ou cavitez où ils
s'engendrent : comme dans le
cœur, daus les vaiſſeaux & dans
le nez, ils ſont longs, arondis ou
plats ; & dans le ſcrotum ils for-

ment une masse ronde que l'on nomme sarcocele. Ainsi ces maladies, quoiqu'elles ayent different nom, elles sont cependant d'une même nature.

L'expérience m'ayant fait connoître dans une quantité d'occasions que notre mercure guérit les sarcoceles, le même remede doit aussi guérir le polype dans quelque lieu qu'il soit.

Cela n'est pas difficile à concevoir : il détruit les âcres & les acides, il rend les humeurs fluides, leur épaississement étant la cause efficiente de ces maladies : la cause détruite, l'accident cesse.

Il fond & dissout ce qui s'étoit joint contre les loix de la nature.

Par le premier il empêche l'accroissement d'une maladie qui peut augmenter toujours & faire périr le malade.

Par le second il détruit la tumeur, il agit sur cette excroissan-

ce , comme il a fait fur les embarras , les fchirres , les glandes & les
obftructions.

Pour conclure enfin ce Traité
qui n'eft déja que trop long , &
que j'ai cependant peine à finir ,
parce qu'il fe préfente tous les
jours de nouvelles expériences ,
qu'il faut fuprimer pour ne pas
abufer de la patience du Lecteur.
Je finis donc en faifant une petite
réfléxion.

Un chacun fçait que dans tous
les Pays il y a un grand nombre de
gens inutils à l'Etat , au Public ,
& à charge aux Hôpitaux , à raifon de plufieurs infirmitez vrayes
ou fuppofées , que le genre de vie ,
la pareffe , la fatigue & la mifere
produifent dans les pauvres , qui
paffent pour incurables & qui le
deviennent dans la fuite , & cela
faute d'employer le feul remede
qui les peut guérir d'abord & à
peu de frais.

Que le mercure crud pris par la
bouche, comme il a été dit, vui-
deroit les Hôpitaux, & mettroit
en état de travailler bon nombre
de fainéans & de vagabons, qui
sous prétexte de certains maux
qu'ils chérissent & que le tems
rend contagieux, infectent les
villes & les campagnes, & arra-
chent les aumônes, dont ils font
souvent un très-mauvais usage.

*METHODE*

## METHODE DOUCE ET

*facile, pour réduire l'Intestin tombé dans le Scrotum, avec étranglement à l'anneau du Peritoine, & du Sarcocelle.*

COmme l'on m'a fait quelques réproches, de ce que j'ai traitai superficiélement dans mon premier Ouvrage, de la chute de l'Intestin dans le Scrotum ; je me suis crû obligé de m'étendre un peu plus sur cette matiere, quoique j'ai déja écris une lettre à mon illustre traducteur M. Saucassany, premier Medecin de Monseigneur le Duc de Guastalle, en réponse d'une qu'il m'adressa pour avoir mon sentiment sur une pareille maladie, traitée en ses quartiers, selon la metode ordinaire, c'est à-dire, avec les émolients, laquelle eût un très mauvais succez,

Quoique je repete ici une partie de ce que je lui écrivis fort à la hâte, l'on y trouvera quelques obſervations que j'ai eû le tems de faire depuis, qui m'ont paru très-neceſſaires, ſans m'attacher à expliquer les differentes eſpeces de Hernies, que tout Chirurgien doit ſçavoir. Je m'arrête ſeulement à celle dans laquelle l'Inteſtin tombe dans le Scrotum, avec étranglement aux anneaux du Peritoine, qui eſt ſouvent accompagnée du Voluculus, & de la mortification du Scrotum, qui cauſent une prompte mort au malade, ſelon moi, par l'uſage indiſcret des émolients & fomentations chaudes, réſolutives & carminatives ; dans la maladie dont eſt queſtion, comme dans toutes celles qui ſont du reſſort de la Chirurgie, il faut connoître la ſtructure de la partie malade, la nature de la maladie, les accidens, le pronoſtic, & ſçavoir approprier les remedes propres pour les guerir.

Le Scrotum a des parties contenantes, & des parties contenuës.

Les contenantes, ſont les membranes, les teguments & les muſcles.

Les muſcles ſont deux nomez cremaſter, ou ſuſpenſoirs, qui tirent leur origine de l'extremité charneuſe du muſcle oblique aſcendant.

Les membrannes ſont la bugineuſe, qui eſt attachée aux teſticules, la vaginale qui vient de la membrane exterieure du Peritoine qui forme une eſpece de guaine.

Les muſcles ſuſpenſoirs en ſe dilatant forment une autre eſpece de membrane, ce qui me fait preſque croire que l'on pourroit bien dire, que tous les fibres de cette membrane ſont autant de

G ij

petits muscles qui cependant aussi
bien que les cremasters, ne sont
point comme les autres muscles,
organes de la volonté ; les tegumens communs, sont les dernie-
res parties des contenantes.

Les parties contenues sont les
vaisseaux spermatiques, descendans, préparans & éjaculatoires,
les nerfs, & vaisseaux limfatiques
& les testicules.

Tous ces vaisseaux passent avec
les nerfs, par un alongement du
Peritoine en forme de foureaux
ou canaux assez larges, qui comme l'on a déja dit, descendent
jusqu'au Scotum, & dans chaque
aîne, un espece d'anneau, c'est la
dilatation ou ruption de ces anneaux, qui forme la hernie quel'on
nome enterocelle, quand l'intestin
tombe dans le Scrotum ; il y tombe
quelque fois peu à peu, & ne passe pas un certain volume mediocre ; il y en a même qui ont des

chutes d'inteſtin très-anciennes,
qui ne donnent aux malades qu'-
une mediocre incommodité, &
qui ſont faciles à réduire; mais
quand un coup de dent, ſi je puis
me ſervir de ce terme, précipte
tout d'un coup l'inteſtin dans le
Scrotum dans un volume conſiderable, c'eſt alors que le mal eſt
très-ſerieux & qu'il n'y a point de
tems à perdre.

L'effort que les fibres ſont dans
la violente extention qu'ils ſouf-
frent par le volume prodigieux
du Scrotum, & qui ont pour leur
point d'apui, leur origine & leur
inſertion, qui s'entretouchent &
qui ſont autour des anneaux du
peritoine le tiraillement de tous ces
fibres les aprochent & les uniſſent
les uns aux autres, cauſent une ligature & une compreſſion ſi ſerrée
aux anneaux par où paſſent les
vaiſſeaux ſanguins & les nerfs, que
la mortification y ſurvient en très

peu de tems, fans douleur & fans inflamation, mais feulement faute de recette & par privation.

Comme cette mortification n'eft point précedée par aucun figne fenfible, comme il arrive toûjours aux mortifications des autres parties, l'on ne peut ni les prévoir ni les éviter, & la mort du malade eft prefque toujours accompagnée de la furprife & de la confufion du Chirurgien, qui fouvent a recours à l'operation, qui ne fert qu'à diligenter le trepas du malade ; il eft donc queftion de voir de quelle maniere l'on fera ceffer l'étranglement qui fert d'obftacle, quelqu'effort que l'on faffe au retour de l'inteftin dans l'abdomen.

La metode que j'ai vû pratiquer par tout où j'ai été, c'eft de fe fervir d'émolients, il faut voir quelle eft la défectuofité de cette metode & de celle des efforts que l'on fait avec les mains, pour le reduire par la voye de la compreſſion.

Les émolients ſont des remedes dont on ſe ſert pour ramolir, re-lacher & adoucir

Dans le Scrotum où l'inteſtin eſt tombé, il n'y a rien à ramolir, puiſque ce n'eſt que du vent qui remplit l'inteſtin, & qui fait le volume de la tumeur, ſi l'on ſupoſe qu'il y peut avoir des excre-mens, ce qui eſt difficile à croire ; ilfaut qu'ils ſoientbien fluidespour paſſer par les anneaux duPeritoine qu'ils ſoient ſolides,ou qu'ils ſoient liquides, quel effet attend - on par l'uſage des émolients, ils ne peuvent ſervir qu'à procurer une chute plus abondante, & de vent & d'excrements, puiſque les émo-lients en amoliſſant les fibres, ils cauſent une plus grande dilata-tion à la partie, ils en augmen-tent le volume & la capacité, plus la partie eſt tenduë, plus les pores s'ouvrent, l'air y peut entrer très

G iiij

facilement, penetrer jufqu'à l'inteftin, ce qui le gonfle autant que la bourfe peut s'étendre, & par ce moyen l'étranglement fe ferre à mefure que le volume du Scrotum augmente.

Les playes de l'abdomen où l'inteftin fort, nous font connoître que dès que l'air le touche, il fe groffit à un point que l'on eft obligé d'en venir à l'operation de la gaftroraphie, & à faire auffi des ponctions à l'inteftin pour en faire fortir le vent.

C'eft donc fans fondement que l'on aplique les émolients; où l'on ne doit point amolir, ni relacher, ni même adoucir, car ces fortes de tumeurs ne font pas douloulourefes, toute l'intention du Chirurgien confifte à déloger l'inteftin, & à le faire rentrer dans l'abdomen.

De toutes les parties du corps, il n'y en a point qui s'allonge & qui se racourfiffe plus facilement que le Scrotum, c'eft come une index qui marque les bonnes & mauvaifes difpofitions du corps ; il s'allonge dans les indifpofitions & dans les maladies ; il fe ride & fe retrouffe dans la fanté ; il s'allonge après long travail, par une efpece d'épuifement, mais il fe referre par le repos & par l'atouchement de l'air froid.

L'on voit donc, comme il a été dit, que les mufcles de cette partie, ne font pas comme les autres mufcles des organes de la volonté, & que c'eft comme une membrane qui envelope, comme une bourfe, tout le Scrotum, qui eft particuliere dans fon efpece, qui eft compofée d'une multitude de fibres droits & creux, qui font comme autant de petits mufcles qui font reffort. Je ferai enforte d'expliquer la mecanique de ce reffort, fuivant l'opinion que j'en ai conçûë ;

G v

ayant donc établi la fabrique &
la nature de la partie ; ayant auſſi
rejeté comme pernicieux, l'uſage
des émoliens, il faut propoſer la
metode que j'ai ſuivie & pratiqué
depuis plus de 35 ans, laquelle m'a
toujours réuſſi.

Je me ſuis donc détrompé & re-
buté de l'uſage des émoliens par
les funeſtes effets que j'ai vû qu'-
ils ont produits, j'ai enſuite conſideré que les fomentations chaudes dont on ſe ſert dans la cure de
ces maladies, ne ſervent qu'à dilater les vaiſſeaux & tuyaux qui
portent le ſang & les liqueurs à
augmenter leur volume & à y
attirer les humeurs.

J'ai conſideré que quand une
partie eſt atrophiée, l'on fomente,
l'on échauffe, l'on fait des frictions pour ouvrir les pores opſ-
truez, & pour y attirer le ſuc nouricier.

J'ai remarqué que les efforts

que l'on fait avec les mains, pour
reduire l'inteſtin, quand le Scrotum eſt extremément gros, ne
ſervent qu'à meurtrir la partie &
qu'à augmenter ſon volume, car
ce maniment eſt une eſpece de
friction.

J'ai donc cru que pour guerir
cette maladie, il falloit prendre
le contre pied de toutes ces choſes, & que les aſtringents, où les
choſes froides comme la glace
pouvoient produire un effet favorable.

Il y a peu d'hommes qui ne ſça-
chent par ſa propre experience,
que le Scrotum s'allonge dans les
tems chauds, & qu'il ſe ride & ſe
retrouſſe d'abord par l'atouche-
chement de l'air ou de quelqu'autres choſes froides.

Quand donc je ſuis appellé à
tems, je mets en uſage les aſtringents de la premiere claſſe, comme alun, noix de galles, de cipres,

G vj

biftorte, écorce & fleurs de gre-
nade, noix de cipres, fel amoniac,
dans l'eau ferrée plufieurs fois, ou
dans le vin bien brufque, y joindre un peu de vinaigre, toutes ces
chofes concaffées & boüillies,
apliquer la décoction plûtôt froide que chaude, avec une éponge
marine neuve & pierreufe.

Mais, comme dans ces maux
les momens font précieux, & que
pendant que le remede fe prépare
la mortification furvient par la
preffion & ligature faite aux vaiffeaux, il faut promptement apliquer ou éponges, fi l'on en a ou
linges en plufieurs doubles, trem-
pez dans de l'eau la plus froide ou
y apliquer de la glace, fi l'on en
peut avoir cependant le remede
fe prépare.

J'ai vû plufieurs fois que l'eau
froide feule a fuffit, mais en cas
que la réduction eût peine à ce
faire, il faudroit avoir recours à

l'aſtringent, ce qui cependant ne m'eſt jamais arrivé, ſi l'on aplique l'eau froide, il faut la changer ſouvent, afin qu'elle ne s'échauffe pas ſur la partie.

Il faut ſituer ſon malade la tête baſſe & le corps, la partie malade les cuiſſes élevées & ne faire ſur la partie que de legeres compreſſions.

Ne donner au malade que de bons boüillons & du vin de fois à autre.

Ne point tenir le malade dans des chambres trop chaudes avant la reduction.

Si la maladie eſt accompagnée de douleur, ou qu'il y ait plenitude, la ſaignée eſt inutile, dans ces cas, ni la purgation, ni les cliſteres n'ont point de lieu.

Après la reduction une bonne ligature, car ſans un bandage que l'on doit porter jour & nuit, l'on eſt dans un perpetuel danger de retomber dans le même cas.

J'ai dit, quand je suis apellé à tems, car, par exemple, si l'étranglement a duré un jour seulement la partie est gangrenée quand même il n'y auroit aucune marque extérieure, ainsi il ne faut rien apliquer car le Chirurgien & le remede sont décriez, quoique l'un & l'autre ne sont point coupables ni causes de la perte du malade.

Il faut voir à present, si ce que j'ai conçû de la mecanique des astringents, est juste, c'est ce que je laisserai à juger aux sçavans; je ne laisse pas de l'exposer selon mes petites lumieres; c'est le propre des choses chaudes que de dilater comme celui des choses froides de reserrer; or donc, soit les astringents, soit les aplications d'eau froide, il faut que l'une & l'autre causent une contraction aux fibres de toute la partie, cette contraction causeune pression aux

vaiſſeaux ſanguins, & particulierement aux arterres, cette contraction en reſſerant & diminuant, le
volume des vaiſſeaux, le ſang, les
eſprits & les autres liqueurs re-
çoivent une ſecouſſe qui oblige le
ſang de remonter promptement,
dans les vaiſſeaux ſuperieurs, les
parties les plus ſubtiles des liqueurs & les eſprits ſe trouvent
pouſſez avec rapidité, s'inſinuent
dans les caneaux qui ſont les plus
proches & les plus à portée de les
recevoir, où ces caneaux les plus
proches, ſe ſont les fibres creux de
la membrane ou des muſcles, ſi
on le veut ainſi, qui doivent avoir
des anoſtomoſes avec les vaiſſeaux
ils ſe gonflent, ſe rempliſſent & ſe
racourciſſent très-promptement,
le volume du Scrotum diminue à
vûë d'œil, le Scrotum ſe ride, la
ligature des anneaux ſe relache,
l'inteſtin ſe trouvant preſſé par une
multitude prodigieuſe de petits

muſcles qui augmentent en force, à meſure qu'ils viennent plus courts, il faut qu'il cede & qu'il rentre dans l'abdomen.

La promptitude avec laquelle ſe fait la réduction, eſt effectivement ſurprenante ; ce qui me fait croire de plus en plus qu'il faut que des eſprits ou choſes ſemblables gonflent ces fibres, en les rempliſſant avec promptitude ; ce que les liqueurs ne peuvent faire que lentement, vû la fineſſe des eſprits & leurs petites cavitez.

Si l'on ſe donne la peine de conſidérer la mécanique de cette opération, que l'on compare chaque petit muſcle à une main qui ſe ferme, qui ſerre, qui pouſſe, qui eſt appuyée d'une multitude d'autres qui ſe touchent, s'appuient & s'entre-aident, qui de concert & en même tems ſe racourciſſent également en ſe rapprochant de leurs origines & de leurs inſer-

tions qui se touchent. Ils sont
comme une bourse qui serre de
tous les sens, & qui fait un effort
suivi, uni & égal. Si l'on considere toutes ces choses, l'on n'aura
pas beaucoup de peine à concevoir de quelle façon la nature
produit un effet si salutaire & si
surprenant, quand on lui donne
la main à propos.

Il est bon aussi d'observer que
le tiraillement qui se fait aux anneaux ou production du péritoine, par lesquels le nerf & les vaisseaux sanguins sont comme liez,
se fait par la dilatation & forte
tension de la membrane vaginale,
qui est un alongement du péritoine, dans laquelle l'intestin est lo-
gé ; que cette forte tension ne se
peut faire, qu'elle ne tire en bas le
péritoine, qui en comprimant l'intestin, le pousse de plus en plus
dans le scrotum ; que les fibres de
la membrane du scrotum que l'on

nomme cremaster, par la forte dilatation qu'ils souffrent, étant ti-
rez en bas, causent une compression très-forte sur tous les vaisseaux qui passent dans l'anneau,
qui doit causer contusion, tumulte dans les esprits, & ensuite inflammation & gangrene aux parties comprimées.

Que la premiere intention que
l'on doit avoir, est de corriger ces
accidens; que l'application des
choses froides & des astringens,
est le plus prompt & le plus assuré
remede que l'on puisse employer,
pourvû cependant que l'on soit à
temps.

Tout ce qui a été dit jusqu'ici,
doit faire voir la necessité où l'on
est dans ce cas de débrider, dégager & ouvrir le passage par où
l'intestin doit être réduit; les remedes & les moyens qu'il faut employer pour réüssir, & ceux que
l'on croit inutiles & pernicieux

que l'on doit éviter; que ceux que l'on propose font foutenus par le raifonnement & autorifez par l'expérience.

Que les remedes & la méthode que l'on rejette n'eft qu'une routine d'ufage, dépourvûe de raifon & pernicieufe par fes effets.

Car enfin furquoi eft fondé l'ufage des émolliens? que veut-on ramolir? du vent dont le fcrotum eft plein?

Dans le Traité des playes de poitrine, j'ai fait le récit d'un entretien que j'ai eu avec M. Eliot premier Chirurgien du Roi de Portugal. Comme nous parlâmes long-tems enfemble fur differentes matieres; & tombant fur la chute de l'inteftin dans le fcrotum, je lui demandai quelle étoit fa maniere pour le réduire.

Il me répondit ingénuement que quand il avoit fait inutilement des efforts pour le faire rentrer dans l'abdomen avec les mains, il employoit les émolliens.

Je lui fis voir l'abus & l'inutilité de cette méthode, par les raisons que j'expose ici. Je lui expliquai ma maniere & mes remedes, & leurs mécaniques, qu'il écouta avec attention. Il goûta si bien mes raisons & les trouva si bien fondées, qu'il m'avoua avoir été jusqu'alors dans l'erreur ; il me protesta qu'il étoit confus d'avoir ignoré une chose si utile & si bien fondée.

Mais l'on me pourra dire qu'il peut y avoir des excrémens tombez dans le scrotum que l'on veut ramolir.

Quoique je nie que cela puisse être, je ne laisse pas de supposer que cela soit ainsi, & que les émolliens les puissent ramolir. Quelle utilité veut-on tirer de leurs fluiditez ?

Plus ils seront liquides, & plus

ils occuperont de place ; le volume du scrotum augmentera , & par conséquent l'étranglement & la ligature de l'anneau , & les excrémens resteront toujours dans le même lieu.

J'ai toujours crû & je crois encore qu'il est du tout impossible qu'il puisse passer des excrémens dans le scrotum dans la chute de l'intestin ; le passage est trop étroit , & le volume de l'intestin n'est que trop suffisant pour le remplir , vû qu'il est déja occupé par les vaisseaux qui vont aux testicules.

Il faudroit , pour qu'il pût passer des excrémens par l'anneau ou production du péritoine , qu'il fût déchiré & délabré , ce qui ne peut arriver que par cause externe , j'entens par solution decontinuité faite par instrument tranchant.

Si alors il se trouvoit dans ledit intestin gros comme une petite noisette d'excrémens solides ou fluides, cela suffiroit pour empêcher sa chute ; car cela formeroit comme un bouton qui s'appuyant sur l'orifice de l'anenau, formeroit un obstacle à sa chute ; & quand l'intestin est tombé seul dans le scrotum, & que la bourse est remplie , il est alors impossible que rien puisse passer par l'anneau : car les fibres des membranes, en s'alongeant, tirent en bas, serrent l'anneau , & font en peu de tems une ligature qui ne laisse passer ni sang ni esprits ; c'est ce qui cause la mortification.

Quelqu'un me dira peut-être qu'il en a vû : j'en tombe d'accord, mais ce sera après la mort du malade, quand le sphacele aura causé un délabrement à la partie affligée, & que le relâchement qui arrive à l'anneau comme à toutes les autres parties du corps, quand l'ame s'en sépare : alors les excré-

mens peuvent couler dans le scrotum, puisque le passage de l'anus
est interdit.

Pour conclure enfin ce Traité
que j'ai poussé plus loin que je
n'aurois crû, si l'on veut travailler
avec succès à la réduction de l'intestin, il faut rétablir le ressort de
tous ces petits muscles qu'ils ont
entierement perdus ; car ce sont
eux qui doivent avoir la gloire de
la cure.

Il n'y a que les astringens & le
froid qui puissent produire cet
effet, en leur redonnant leurs premieres forces.

Cette maladie de laquelle je
viens de traiter, me conduit au
sarcocele qui vient aussi dans le
scrotum & qui afflige les testicules. On la traite aussi avec les
émolliens : à la verité il semble
qu'ils conviennent mieux en celle-ci qu'à la précedente, particulierement dans son principe ; en

excitant une legere tranfpiration à la partie.

Cependant en confidérant que ce font les vaiffeaux qui portent les fucs nouriciers, dont les orifices font relâchez & dilatez par caufe externe, comme coup, chute, effort, meurtriffure, ou maux vénériens.

Que ces fucs s'extravafent entre les membranes ; que fi l'écoulement dure, la tumeur augmente ; qu'elle n'eft pas douloureufe, parce que les humeurs qui coulent fur la partie ne font pas ni âcres ni vicieufes; qu'il n'y a que la quantité qui en caufant une diftenfion aux membranes & une compreffion à la partie, caufent une fenfibilité & une douleur, à raifon auffi de leur fenfibilité ; car il fe forme une efpece de chair, ce qui luy fait donner le nom de farcocele.

Je croi donc qu'un aftringent lui

lui conviendroit mieux d'abord qu'un émolient, pour reſerrer les orifices des vaiſſeaux dilatez, & qui en cauſant une expreſſion à la partie . feroit rétrograder ſes ſucs qui s'épanchent, & rétabliroit facilement le reſſort des fibres, & leur procureroit la ſolidité qu'ils avoient perduë.

Il eſt très-certain que ſi les parties de notre corps pouvoient toujours avoir leur naturel reſſort, il ne ſe feroit jamais d'épanchement; il eſt très-vrai auſſi, que ce ne ſont point les remedes qui relachent qui ſoient capables de les rétablir quand ils l'ont perdus.

Si enfin, le Sarcocelle eſt ancien & la tumeur groſſe & dure, il n'y a que les diſſolvents , pris interieurement & apliquez ſur le mal, qui ſoient capables de les terminer , c'eſt ainſi que je me ſuis conduit dans la cure de ces malades, laquelle m'a toujours très-bien réuſſi.     *Tome II*          H

Quant au miserere qui survient à la chute de l'intestin, où il y a étranglement, l'on doit sçavoir que la ligature qui se fait alors à l'anneau du peritoine, serre l'intestin d'une maniere que l'esprit animal qui coule dans les fibres circulaires, comme dans un tuyau entortillé autour des intestins, rencontre un obstacle qui l'empeche de continuer sa route de haut en bas, par le mouvement peristaltique, il rebrousse chemin par une espece de repercution ; il remonte & fait le mouvement anti-peristaltique, ce qui produit les cruels simptomes du miserere ; quand cette maladie arrive sans la chute de l'intestin, les mêmes esprits animaux trouvent des obstacles dans les mêmes fibres circulaires, il produit les mêmes accidens par les mêmes raisons, mais dans ce cas, l'on doit employer une doze un peu forte de mercure

cru, comme deux, trois & quatre
livres, & le faire avaler ; rien ne
convient mieux alors pour rétablir le mouvement periſtaltique ,
& pour apaiſer le tumulte des eſprits, c'eſt le ſeul & le plus ſalu-
taire remede que l'on puiſſe employer ; je puis aſſurer avec verité, qu'il ne m'a jamais manqué,
il m'eſt même arrivé à Briançon
qu'un Capitaine aux abois & hors
d'eſperance, à qui on avoit fait
inutilement pluſieurs remedes, je
lui fis avaler deux livres de mercure crud, malgré notre Medecin,
les cruelles douleurs du miſerere
ceſſerent d'abord, mais le mercure reſta ſix jours entiers ſans ſortir
ce qui m'avoit determiné de lui en
faire encore prendre deux livres ,
mais il ſortit de lui-même , ſans
avoir cauſé rien de facheux pendant ce long ſejour dans les inteſtins.

Et à Pignerol , je fus obligé d'en

faire prendre jufqu'à cinq livres,
pour chaffer trois livres qui ne
pouvoient fortir, & le malade fut
entierement gueri, fans qu'il ait
reffenti aucune incommodité par
cette grande quantité de mercure; cela fervira d'avis à ceux qui
font fcrupule, de donner ainfi le
mercure, car j'ai vû bien des lieux
où on laiffe perir les malades de
cette nature, faute de fe fervir de
ce feul & falutaire moyen.

Pour conclure enfin cette narration, on prendra la peine de
confiderer ce que nous avons dit
cy-devant du Sarcocelle, qui eft
une excroiffance de chair qui fe
fond & fe diffout avec notre diffolvant, ce qui ne m'a jamais manqué, ce qui me fait croire que
le même remede doit produire le
même effet aux polipes, foit du
cœur, du nez ou des autres parties du corps, puifque ce n'eft
qu'une excroiffance de chair qui

comme le Sarcocelle est produit,
par l'abondance du suc nouricier,
qui s'est échapé des vaisseaux qui
le charient, qui suivant les lieux
où il se forme, prend de differentes figures, comme dans le Scrotum où il s'arondit, dans le cœur
& dans les narines, il est long &
grêle, dans le Scrotum elle a toute la liberté de s'épanouir dans la
contraction du cœur, cette chair
molle s'aplatit & s'allonge, & elle
prend la figure des narines, comme fait une paste molle que l'on
met dans un moule; j'ai vû terminer de ces polipes par une diéte
très-longue & très-exacte, qui
mettoit les malades dans une espece d'épuisement.

Mais le mercure crud donné judicieusement, les terminera avec
plus de facilité & avec plus de
promptitude, par les raisons que
nous avons dites touchant la cure
du schirre & des tumeurs.

H iij

<hr>

## DES INJECTIONS.

LA peine que vous avez bien voulu prendre, Monsieur, de traduire mon livre en Italien, me fait presque croire qu'il est de quelque valeur, joint à cela les cinq éditions que l'on en a faites en Hollande, les traductions en Allemant, Portugais & Espagnol, ont passé mes esperances, cela servira au moins pour me consoler du peu d'accueil que l'on lui a fait en ce Pays.

Cela ne m'a pas étonné, la vûë d'un Auteur choque les gens dont l'on combat les maximes & dont l'on condamne la pratique.

Je n'ai pas cependant prétendu que l'on se rendît aveuglement à mes opinions, ce seroit une tiranie injuste à laquelle l'on ne pourroit se soumettre ; refuser aussi de

se rendre aux raisonnemens &aux
experiences de pratique sans les
combatrepard'autres raisonemens
& par des preuves, on peut accuser de tels gens, d'une malicieuse
obstination ; je viens, Monsieur,
au fait, qui fait le sujet de cette
lettre, & laisse en repos ceux qui
ne s'en donnent gueres, quand ils
croient troubler celui d'autrui.
Je me trouvai ces jours passez
dans une consultation où l'on voulut me soutenir que l'usage des injections est utile & necessaire dans
les playes profondes, les abscès ca-
verneux, les sinus, fistules, &c.
pour ce, dit-on, mondifier, ne-
toyer, corriger la mauvaise qualité des matieres & du pus, l'entrai-
ner &empêcher que par son sejour
il n'alterât les parties danslesquel-
les elles sont contenus ; belles &
grandes paroles, termes de vieille
école & specieuses imaginations.
J'ai déja dit, que le pus est un

H iij

extrait du sang & des liqueurs nou-
ricieres, tel est le sang, tel est le
pus.

Si le sang est bien conditionné,
le pus sera loüable & balsamique,
& conduira seul les playes, les abscès & les ulceres à une parfaite
guerison.

Si dans ce cas l'on injecte quoique ce soit, l'on détrempe ce baume, on l'afoiblit, on l'altere,
il perd toute sa vertu balsamique,
il devient & inutile & pernicieux.

En humectant les orifices des
petits tuyaux & vaisseaux qui sont
ouverts dans toute l'étenduë de la
cavité, on les ramolit, on les relache, ils perdent leurs ressorts &
leurs fermetez, ils laissent couler
involontairement les liqueursqu'-
ils contiennent, qu'ils retenoient
cy-devant, tout étant relaché, les
supurations deviennent abondantes, & la guerison s'éloigne.

Si ces écoulemens durent quel-

que tems, le sang se dépoüille de
son fluide, le malade s'extenuë &
tombe dans l'épuisement, plus on
humeƈte ce que l'on veut réunir,
moins il s'incarne, les injeƈtions
dissipent les esprits des parties vivantes dont ils sont remplies, &
entraînent avec soi le seul & unique baume qui doit & qui peut
reunir les parties ulcerées.

L'injeƈtion en écartant les pa-
rois des cavitez où on l'a poussé,
agrandit la solution de continuité
& si on la laisse sejourner dans ces
cavitez, comme c'est l'ordinaire
en bouchant les ouvertures, elle
s'insinue entre les interstices des
muscles, & produisent des sacs &
des sinus ; ces liqueurs ainsi enfer-
mées toutes chaudes, elles rare-
fient & fondent le sang, elle picotent, irritent & causent douleur.

Plus la cavité aura de volume,
l'air y aura un plus libre accès,
cela seul suffit pour causer des
H v

alterations, des coagulations, des
diſſipations, des corruptions, irritations, &c.

Quand ces injections ont ſejour-
né dans la cavité, on la fait ſortir,
l'air la remplit, on preſſe la partie pour n'y rien laiſſer, on mache
les fibres, on les meurtrit, il faut
enſuite qu'ils ſupurent ; voilà une
methode que j'ai vû pratiquer
pluſieurs fois, à mon regret & au
préjudice des malades ; ſi le ſang
eſt mal conditionné, les chairs
ſont molles & ſans ſoutien, la
partie foible & les fibres ſans reſſort.

Si on pouſſe une injection, ſoit
dans une playe, ou dans une ulcere, comme elle trouvera peu de
reſiſtance, elle penetrera & déla-
brera, fera des cavernes & prive-
ra la partie du peu de chaleur &
du peu d'eſprits dont elle étoit
pourvûë, ſans pouvoir contribuer en aucune maniere, à corri-

ger la mauvaise qualité des liqueurs, dans ce dernier cas, le
sentiment des parties est obtus,
on augmentera encore en injec-
tant l'insensibilité, & on risquera
de voir le membre ou la partie
tomber dans une totale pouriture.

La liqueur que l'on seringue &
le perpetuel écoulement des matieres reployer l'extremité des fibres charnus, ils se couchent les
uns sur les autres, ils se polissent,
s'endurcissent & forment la ca-
losité, voilà alors un sac sinueux
& fistuleux.

Les cavitez de cette nature sont
toujours grandes & profondes,
& l'ouverture serrée & étroite;
cet accident est inévitable si on se
sert de tente, j'ose même dire que
ce sont ces tentes qui produisent
tous ces accidens.

Je suis si convaincu de cette verité, que depuis que je les ai ban-
nies de mes pansemens, je n'ai ja-

H vj

mais vûs de cavernes, de sinus : ni de sacs dans les playes, abscès & ulceres, malgré les fiévres & les mauvaises habitudes des malades & des blessez, ce qui me fait conclure que tous les accidens sont attachez, non aux temperamens ; mais à la mauvaise maniere de panser.

Voilà, Monsieur, une partie des raisons que je mis en avant ; dans la dispute que je fus obligé d'avoir sur ce sujet, qui eurent peu d'aprobateurs, tant la coutume à de force.

Les mémes raisons, qui m'ont obligé de quitter les tentes, m'ont déterminé de bannir aussi les injections ; car il est très-vrai qu'on ne peut quitter l'une sans l'autre, puisque quittant les tentes, l'on évite les sacs, les sinus & les cavernes, dans lesquelles les injections paroissent necessaires dans les playes pansées selon notre metho-

de ; de toutes les parties du corps
& des capacitez, je ne m'en ferts
point, elles feroient non-feule-
ment inutiles, mais pernicieufes
en dilatant fuffifamment quand il
eft neceffaire, rien ne peut y refter d'inutile, & le reffort naturel
des parties chaffe à l'ouverture
tout ce qui eft nuifible & fuperflu,
qui ne manque point de fortir,
ayant un paffage libre & ouvert.

Aux grands abfcès, nous fuivons
la même methode.

Quand l'ouverture eft fuffifamment grande, & que tout ce qui
étoit contenu eft évacué, les parties cy-devant écartées les unes
des autres, fe raprochent : s'unif-
fent, & de concert, caufent une
legere compreffion qui fert à ex-
primer les refte des matieres dont
les chairs étoient farcies, qui coulent imperceptiblement & inceffamment par l'ouverture qui n'eft
occupée d'aucun corps étrange,

cette mecanique douce & naturelle fait place au baume du sang qui
en peu de tems refait une trame
de fibres qui repare la perte que
les parties ont souffertes par la
distention, la pouriture & la supuration.

Voilà quelle est la manœuvre
de la nature, quand elle n'est pas
indiscretement troublée dans ses
operations.

Ces raisons & cette pratique se
peuvent apliquer à toutes les maladies externes qui sont du ressort
de la Chirurgie, sans entrer dans
un détail enuieux.

Si l'on veut être convaincu par
des faits & par des exemples, on
peut voir la premiere édition de
Paris dans les pages 50 209 268 &
271, dans la seconde 50 216 275 &
278 ; je ne sçaurois me souvenir
chagrin, des blessez que j'ai pansé
dans ma jeunesse, étant en Allemagne dans les Hôpitaux du Roi,

en 1675 1976 & 1678, auquel tems
comme les autres, je me servois de
tentes & d'injections, toutes nos
cures étoient longues & laborieu-
ses, toutes accompagnées de douleurs & d'accidents, tant d'ampu-
tations que l'on pouvoit éviter,
en quittant cette cruelle methode
tant defistuleux, à qui on avoit
lavé la poitrine avec ces indignes
injections, & que l'on avoit si
cruellement tamponnez.

Je beni au contraire l'heureux
tems qui m'a detrompé, qui m'a
ôté les tentes & les fers, qui rend
la Chirurgie douce, & en ôte toute la cruauté, qui épargne la vie
& les membres blessez, qui guerissent enfin, sans risque, sans peine & sans douleur.

Voilà, Monsieur, une petite
narration que je n'ai pû m'empêcher de mettre icy, pour vous découvrir, en ami, le fonds de mon

cœur, qui est toujours de plus en plus sensiblement touché d'estime & de reconnoissance, puisque je trouve en vous, une simpatie pour ma methode , & un protecteur pour mon ouvrage ; aucun des autres Traducteurs n'ont pris si genereusement son parti, vos aplications pour l'enrichir de vos sçavantes réflexions, les belles & nombreuses productions de votre esprit , les éloquentes réponses que vous avez faites si judicieusement à nos adversaires, les dépenses non petites où toutes ces choses vous ont engagé.

Tout cela ensemble font voir votre zele , & font des preuves autentiques de la charité qui vous anime pour le prochain , des marques de votre bon discernement; vos lumieres ont découverts d'abord la bonté de cette methode, vous l'avez traduite sans être sollicité par l'Auteur, elle a précedé notre connoiſſance, elle m'a ſurpris & charmé, & me met dans l'obligation d'être inviolablement, Monſieur, &c.

## SVR LES PLAYES DES Chiens qui ſe guériſſent en ſe laichant.

PArmi les objections que l'on m'a faites ſur les differentes circonſtances que j'obſerve dans le panſement des playes; des ſçavans Profeſſeurs d'Italie, écrivirent à mon très élevé Traducteur, M. Saucaſſany, que j'avois voulu établir pour maxime, que l'air étoit l'ennemi capital de playes; que cependant les chiens guériſſent en ſe laichant, leurs bleſſures étant expoſez aux injures de l'air, que cela détruiſoit mon opinion.

Ce que ledit M. Saucassany m'écrivit, il voulut avoir aussi le sentiment de plusieurs autres Professeurs, qui lui firent tous une réponse, que l'on voira dans son magati, grand ouvrage, qui roule tout sur le pansement des playes suivant notre methode, où sera contenu plusieurs lettres que je lui ai écrites pour répondre à plusieurs questions qui m'ont été faites, je les crois sous la presse, je me contente de mettre icy la réponse que je lui fis sur ce sujet en question, avec quelques jointes que j'y ai faites depuis.

Pour répondre, Monsieur, à la question que vous me faites, sur les playes des chiens, qui guérissent, quoique leurs playe soient exposées aux injures de l'air & seulement en se laichant ; j'ai l'honneur, Monsieur, de vous dire en premier lieu, que je ne suis nullement du sentiment du R. Pere,

Cabco dont vous m'écrivez l'opinion, sans vouloir la combatre,
ce que je crois très-facile ; je me
contenteraide vous marquer icy,
ce qui me paroît le plus vrai-semblable, premiérement, la douceur
que l'on remarque sur la langue
des chiens, nous indique la nature
de l'humeur dont elle est abreuvée, qui selon toutes les aparences
& fondé sur les effets qu'elle produit, doit être regardée comme
une liqueur huilleuse, douce &
balsamique, préparée dans les
glandes papillaires, les fibres &
porositez de la langue, laquelle est
le siege & l'organe du goût, qui
dans les chiens a une structure
particuliere destinée à filtrer ce
suc huilleux, qui est le seul speci-
fique pour guérir les blessures de
ces animaux, & les autres maux
dont leur peau est attaquée.

Quand donc ils léchent leurs blessures, ce qui leur arrive très-sou-

vent & fréquemment, ils les tapissent & les couvrent de cet humeur huilleuse, & par consequent
ils les mettent à l'abri des injures
de l'air qui ne peut penetrer au travers des pores de cette huille, qui
étant en même tems très balsamique, leurs playes doivent guérir très promptement, se trouvant
à l'abri des injures de l'air & des
corps étranges; que l'huille soit
comme impenetrable à l'air, on
en a des preuves très-sensibles.

Quand l'on veut transporter le
vin d'un Pays à un autre dans des
bouteilles de verre, pour les garantir des injures de l'air, on met
de l'huille au haut du goulot de
la bouteille pour empêcher qu'il
ne s'alterre & qu'il n'aigrisse.

Ce qui fait voir évidemment
que l'air ne peut penetrer l'huille;
quand un vers est sorti du corps
d'un homme, quoiqu'il remue &
qu'il soit plein de vigueur, si on

paſſe ſur ſon corps une plume trempée dans l'huille, il meurt à l'inſtant, parce que l'huille bouche les tranchées qui ſont en grand nombre répanduës ſur ſon corps, & ainſi ſervant d'oſtacles à l'introduction de l'air, il faut que le ver meure faute de reſpirer.

Ceux qui ont examiné la fabrique des vers du corps humain, n'ont pas trouvé un remede qui les détruiſe plus promptement que l'huille de noix, qui eſt la moins porreuſe, & celle par conſequent, qui eſt impenetrable à l'air, l'on en ſera perſuadé ſi l'on ſe donne la peine de reflechir que dans la peinture, les couleurs ſont incorporées dans l'huille de noix, apliquées ſur la toille ou ſur les murailles, & que malgré les ſiecles, ils durent à l'infini; la nature au défaut de la raiſon, a donné aux animaux un inſtinct qui leur indique ce qui peut contribuer à leur conservation, ils sont même pourvûs d'une certaine industrie, comme les chiens qui se trouvant blessez en des lieux où la langue ne peut arriver, léchent leurs pates très-souvent & l'apliquent sur le lieu ulceré, & ils guerissent, ils connoissent donc l'utilité & la bonté de leur salive.

L'on pourra nous dire que loin que l'huille puisse procurer la guérison des plaïes, on l'employe pour s'oposer à la réünion, comme quand l'on fait une saignée que l'on veut tenir ouverte, l'on trempe la lancette dans l'huille, cela est incontestable, mais si cette huille est boüillie avec du vin jusqu'à ce qu'il soit consomné, il restera une huille qui sera un très-puissant vulneraire & balsamique; de la même maniere, l'huille qui transpire de la langue des chiens est extraite de leur sang, préparé, criblé & filtré dans les glandes,

qui l''ayant ſubtiliſée & dépurée,
la rendent balſamique oleuſe, qui
guérit non ſeulement les playes &
ulceres des chiens, mais auſſi les
playes, ulceres chancreuſes & ca-
verneuſes des hommes, quand ils
ſe font lécher ſouvent.

Je ſuis d'opinion, que ſi on vouloit examiner avec attention, la
nature des differens ſucs qui ſe
préparent dans les animaux, il ne
s'en trouveroit aucun qui n'en eût
de propre pour guérir ſes bleſſures, & que chaque animal porte
en ſoi, un baume ſpecifique pour
cet effet ; l'homme a la craſſe de
ſes oreilles, qui eſt une huille é-
paiſſe, qui eſt un baume très-ſalutaire pour la guériſon de ſes bleſſures.

La ſalive, l'urine, la ſueur-même
dans les hommes ſains, ont leurs
utilitez & leurs merites ; les excremens des animaux ſont pourvûs d'un volatil très-ſalutaire &

très-utile pour la curation d'une multitude de maux ; voilà , Monsieur , quelles font mes conjonctures , la conſequence que l'on en peut tirer , eſt toute favorable pour prouver l'inutilité des tentes & la bonté de la methode que nous publions ; les bleſſures des animaux qui ne font pas mortelles , guériſſent par le ſecours ſeul de la nature , ſans être accompagnées d'aucuns accidens, ce qui n'arrive pas aux hommes , par la multitude des circonſtances inutiles & pernicieuſes , par les anciennes & fauſſes maximes, par l'entêtement & l'obſtination des Chirurgiens , & cela pour avoir ſuſſé un mauvais lait, & negligé la connoiſſance de la verité : ſi enfin , notre petite rethorique & nos grandes experiences , n'ont pas la force de les perſuader , il faudra que nous faſſions revivre Eſope , qui en faiſant parler les bêtes ,

ſur

sur ce qui regarde la guérison de
leurs blessures; les moyens dont ils
se servent pour guérir avec tant
de facilité ; ils voiront avec con-
fusion leurs erteurs & leur ignorance.

Cet ingenieux esclave, dont la
memoire est si glorieuse, doit faire
rougir de honte une multitude d'obstinez.

Des gens s'épuisent par leurs
travaux & par leurs aplications,
pour produire un bien, ils sont &
rejettez & méprisez.

Il faut, comme Esope, faire
parler les bêtes, pour les persuader, les instruire & les convaincre.

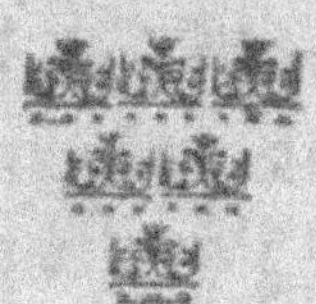

## DES PLAYES DE POITRINE
### penetrantes.

MOnſieur Saucaſſany, Conſeiller & premier Medecin de Mgr le Duc de Guaſtale qui a pris la peine de traduire mon Livre en Italien, ſous le titre : *del Chiron in Campo*, m'écrivit il y a quelques années que M. Viti profeſſeur en Medecine à Peruge, avoit goûté ma methode de panſer les playes ſans tente, hors cependant celles du Thorax, qu'il prétendoit nepouvoir être ni traitées ni guéries ſans ſe ſervir de tentes.

Je fis réponſe à ces Meſſieurs, mais trop à la hâte, quoique mes raiſons ayent été reçûës & aprouvées, je fus mécontent du peu d'ordre que j'avois tenu dans ma lettre trop précipitée, l'ayant depuis repaſſé, & y ayant ſeparé les

matieres, & ajoûté quelques reflexions utiles & importantes, j'ai
crû être obligé d'en faire une nouvelle copie, pour servir, s'il est
possible, à l'instruction des jeunes
Chirurgiens.

Pour observer l'ordre dans ce
petit Traité, il faut établir trois
especes de playes pénetrantes,
dans la poitrine; la maniere dont
elles sont traitées selon l'ancien-
ne methode.

La maniere de les traiter: selon celle que l'experience nous a
enseignée.

La premiere, par armes à feu,
passant dans les poumons.

La seconde, par instrument
tranchant & penetrante aussi dans
les poumons, & le sang sortant par
la bouche.

La troisiéme, ouvrant seulement l'arterre ou la veine, qui
sont couchées dans la canelure
de chaque côte, avec hémorragie,

faite auffi par inftrument tranchant.

Supofons donc une balle qui a
paffé au travers de la poitrine,
qui a percé les poumons, ce qui
ne fe peut faire fans avoir fait
une folution de continuité à fon
entrée & à fa fortie.

Quand elle paffe dans les poumons, elle caufe une meurtriffure
dans tout fon trajet, un dérangement dans les vaiffeaux & dans les
fibres, que la balle par fa rondeur
& par l'activité du mouvement,
couche & reploye les uns fur
les autres.

C'eft ce reployement de fibres
qui fait que ces fortes de playes
ne produifent ordinairement aucune hémorragie, c'eft ce qui a fait
croire à plufieurs Auteurs, que la
balle faifoit une éfcarre, opinion
que j'ai combatu, par un petit
Traité à part.

Or, comme le cours du fang &

& des liqueurs, dans l'étenduë du trajet de la bale, est suprimé pour quelques jours, il se forme un embarras dans toute l'étendue de cet endroit qui nelaisse pas de donner passage aux parties les plus subtiles des liqueurs, qui commence à ramolir les fibres couchez, & le mouvement du sang qui fait effort pour rétablir son cours, ne trouvant plus qu'une foible resistance, releve peu à peu tous ces fibres couchez, les orifices des vaisseaux ulcerez se dilatent, & dégorgent du sang & de la limphe dans le trajet, c'est ce qui arrive à ce que l'on apelle improprement la chute de l'escarre.

L'écoulement sera plus ou moins grand, selon la grosseur de la balle & selon la grandeur des vaisseaux qui ont été déchirez ; que le dépôt qui se fait, soit grand ou qu'il soit mediocre, il se fait toujours dans le trajet de la balle.

Si donc alors les orifices des playes
font occupées par des tentes, tout
ce qui fera écoulé dans ce petit
espace s'y trouvera enfermé,
comprimé & fecoüé par le mouvement perpetuel des poumons.

Si les poumons font adherens
aux côtes, comme il arrive quelque fois, ces matieres ne trouvant
aucun lieu pour s'échaper, & fe
multipliant toujours, caufent une
tention & un poids aux poumons
qui déprave la refpiration, l'on
eft obligé pour foulager le bleffé,
de le panfer fouvent, les matieres fortent en abondance, l'on
s'áplaudit & le malade eft foulagé.

Si le poumon n'eftpas adherent,
tout ce qui fe dégorge dans le trajet, & tout ce qui s'échape des
vaiffeaux, coulent fur le diaphragme, & quand il s'en trouve une
certaine quantité, le reffort de
cette partie eft comme fuprimé,
& la refpiration très-engagée,

pour faire respirer le blessé, il
faut par un pansement, évacuer
ce qui s'est extravasé, on en tire
des plais tous pleins, on s'étonne,
les assistants sont charmez de voir
le blessé respirer avec facilité,
après un si salutaire pansement,
mais, soit dans ce cas, comme
dans le précedent, les playes
étant pansées avec les tentes, l'on
voit tous les jours croître abondamment la quantité des matieres ; c'est enfin un torrent qui é-
puise toute l'humidité du corps,
& qui termine les jours du blessé
par épuisement : il est facile de
voir que le séjour du pus ou des
liqueurs qui coulent des vaisseaux
ouverts, en séjournant dans le
trajet d'un pansement à l'autre,
a tout le tems de s'échauffer, de
s'alterer & de se corrompre quand
il est retenu par les tentes.

Que dans toutes les inspirations,
dans lesquelles les poumons se re-

serrent & se compriment, il se fait
un écoulement prodigieux de liqueurs, car les caneaux ou orifices des vaisseaux sont dilatez, re-
lachez & alterez; que si alors les
poumons sont adherens, comme il
a été dit, il faut que le blessé suffo-
que, ou il faut le panser souvent.

Plus les pansemens sont frequens, plus les matieres sont abondantes, car, outre ce qui s'expri-
me des poumons, il faut considerer que les tentes, tenant dans
toute leur étenduë, les tuyaux qui
circulent dans tout le trajet que
la tente occupe, venant à fraper
contre la tente l'abreuve, & ensuite ils se filtrent le long de ladite
tente dans la capacité du thorax,
parce que le bout de ladite tente
qui penetre dans la capacité,
fait l'office d'un filtre; si l'on en
doute, que l'on examine les tentes dans les pansemens, on les voira toutes penetrées d'humidité,

quelques solides quelles soient.

L'incommode & fatigante situation dans laquelle l'on est obligé de mettre un blessé dans chaque pansement, pour faire sortir le pus, quand la playe est un peu haute, suffit avec ces évacuations si abondantes pour l'épuiser & détruire entiérement ses forces.

Les frequens pansemens & les tentes produisent encore un autre inconvenient qui me paroît digne de reflexion.

C'est l'accès de l'air dans les poumons, car je l'ai toujours regardé comme l'ennemi capital des playes de tête, de poitrine, bas ventre, articulations & parties nerveuses.

L'air cependant, entre dans les poumons vulnerez ou non vulnerez par la voye de la respiration.

Mais il passe par la bouche & les narines, il est préparé par la luette, il coule le long d'un canal d'une assez grande étenduë, qui

est la trachée arterre, il depose
ce qu'il a d'âcre & d'acide dans
dans les lieux humides de son trajet & dans les bronches, il est
donc filtré, préparé & depuré :
avant que d'arriver aux endroits
ulcerez, ainsi il n'y produit rien
de mauvais.

Au contraire, il rafraichit, fomente & vivifie, quand aucun
corps étrange n'occupe les organes de la respiration, les poumons
se dilatent sans peine : & se compriment facilement ; c'est alors
que par ce dernier mouvement ;
ils expriment tout ce qui auroit
pû s'arrêter dans le trajet, ainsi la
playe se netoye & se dispose à la
réunion qui tarde peu, si on laisse
agir la nature avec liberté & qu'on
lui prête la main à propos l'air qui
entre dans la poitrine par les ouvertures des playes, produit un
effet tout contraire.

Il s'y insinue tel qu'il est, quand

les poumons se dilatent dans l'inf-
piration lorsqu'on a ôté les tentes,
ils pompent l'air externe qui entre dans la poitrine avec rapidité,
& quand les poumons se compriment ensuite dans l'expiration ,
l'air qui entre par la trachée artere , trouvant l'air qui eft entré
par la playe qui fait resiftance,
alors le bleffé eft en danger d'être
suffoqué , mais paffons fur cet accident qui peut arriver , mais qui
n'arrive pas toujours.

Quand donc l'air eft entré dans
la cavité par la playe, il faut qu'il
en forte , quand les poumons fe
rempliffent d'air,ce qui ne fe peut
faire auffi promptement qu'il eft
entré , ainfi il en refte affez pour
produire des diffipations, des alterations , des coagulations, des
inflammations à la plevre ; cette
membrane, les tegumens, les mufcles & les côtes ; eft fouvent affligée de la maladie que l'on nomme

pleurefie , par la feule action de
l'air froid , quand les pores font
ouverts ; quels maux ne doit-il pas
produire ? quand , crud , froid &
chargé d'acides , il l'environne &
la touche de toutepart fans aucun
obftacle, & cela deux fois le jour,

C'eft donc par l'ufage des tentes
que l'air eft introduit dans la capacité , & qui peu à peu y produit
des accidens infurmontables; elles
fervent auffi à y retenir les matieres d'un panfement à l'autre , cet
intervale fuffit dans un lieu auffi
chaud que la poitrine pour aigrir
le pus qui caufe un picotement
aux fibres de toute la partie où il
eft contenu, ce picotement caufe
unecontraction, cette contraction
un embarras , cet embarras dans
lequel le cours des liqueurs eft interrompu ou dépravé, caufe inondation de fang & de lymphe, cette
inondation caufe abfcès, pourriture , corruption, inflammation , &

quelquefois mortification ; enfin
le séjour des matieres alterre les
chairs , carie les os , engendre des
vers qui picotent & rongent les fibres , y causent des douleurs vives
& augmentent toujours le volume
des cavitez où ils séjournent : ce
qui enfin se termine par la perte
du blessé ou par une fistule incurable.

Il ne faut pas esperer que ces
matieres retenues dans la capacité , puissent se faire une issue par
les orifices des playes ; elles sont
bouchées par des tentes, appuyées
& soutenues par l'appareil & le
bandage : ce n'est que dans les
pansemens , où le blessé se trouve
délivré pour peu de temps , de ce
corps étrange qui l'opprime.

Ceux qui pansent du secret ,
réussissent très-heureusement, non
par les cérémoines & paroles su-
perstitieuses & inutiles , comme le
vulgaire le croit, mais parce qu'ils

succent les playes, en tirent le sang & les autres sucs qui y é-toient épanchez, & par ce moyen ôtent tout ce qui pouvoit se corrompre dans la cavité de la playe, & par consequent tout ce qui pouvoit s'opposer à la réunion.

Les playes pénétrantes de la poitrine, faites par instrument tranchant, pansées avec les tentes, ont ordinairement un pareil succès & sont accompagnées des mêmes accidens, parce que la même méthode doit produire les mêmes effets; cependant elles sont plus faciles à guérir que les précédentes, comme on le fera voir à la suite.

Celles qui par un instrument tranchant se trouvent accompagnées d'hémorragies, causées par l'ouverture des vaisseaux sanguins qui sont couchez dans la canelure de chaque côte, quoique de peu de consequence, ne laissent

pas d'avoir souvent de mauvaises
suites, quand elles sont pansées
avec les tentes.

Ces playes qui ne sont point accompagnées de pesanteur ni de
difficulté de respirer, sont à la
suite surprises de ces deux accidens, par l'indiscrétion des pansemens.

Quand donc l'on met une tente
dans ces sortes de playes, il est facile de voir qu'elles tiennent par
la dilatation qu'elles causent aux
parties vulnerées, les orifices des
vaisseaux ouverts, par lesquelles
le sang & la limphe sortent perpetuellement ; qu'ils viennent fraper contre la tente qui en est hu-
mectée & abreuvée ; & comme sa
pointe a sa déclivité dans la capacité de la poitrine, il est évident
que les liqueurs doivent dégouter
& se filtrer dans le thorax & causer un poids sur le diaphragme,
que l'on tire à chaque pansement,

& que la plupart croyent venir des
poumons que l'on suppose ulcé-
rez. Tant que cette méthode du-
rera, l'écoulement continuera, le
fluide s'épuisera, & le malade pé-
rira, ou du moins il lui restera une
fistule incurable, par le frotement
que la tente fait journellement sur
les fibres qui à force d'être reployez & comprimez, s'unissent,
se colent les uns sur les autres &
forment une callosité; l'on ne doit
pas regarder la fistule avec indif-
férence, c'est une maladie qui fait
languir & qui abrege les jours.

Si l'on veut bien examiner que
la nature qui n'est jamais oisive,
travaille incessamment à la repa-
ration des dommages, que les di-
vers accidens de la vie, peuvent
causer dans les hommes; que dans
la guérison des playes, elle employe toute son industrie pour
former une trame de petits filets
mols, souples & gluants, qui en

s'uniſſant, ſe colant & s'apuyant
les uns ſur les autres, forment une
eſpece de rets ſemblables à une
toille d'araignée, & que l'arange-
ment de ſes differentes couches,
rempliſſent peu à peu, le vuide
que le paſſage d'une balle ou le
tranchant d'une épée ont pû cauſer dans quelque partie que ce ſoit
pour reparer la ſubſtance perduë
par une autre ſubſtance qui lui eſt
ſubſtitué par le moyen du ſuc
nouricier & des particules balſa-
miques que le ſang fournit ſans
interruption.

Cela s'accomplira très-promptement & très heureuſement, ſi on
la laiſſe agir ſeule en liberté, &
que rien ne s'opoſe à ſes deſſeins.

Mais ſi l'on met dans les ouvertures des playes un corps étrange,
ſoit tente ou canule, l'on s'opoſe
à la generation de cette trame.

Cependant malgré l'obſtacle
que l'on met à la réunion, la natu-

re qui eſt toujours active, ne laiſſe
pas de travailler toujours à la fabrique de cette trame & de ces petits fibres, qui ne pouvant ſervir
à réunir les parties qui ſont diviſées & que l'on tient écartées par
l'uſage des tentes, ces mêmes fibres ſe couchent, s'uniſſent & ſe
poliſſent par le frotement & la
compreſſion, autour des côtez du
trajet, & forment un canal qui
n'a pas moins de ſolidité que la
peau, voilà pour lors une veritable fiſtule qui eſt dommageable
au bleſſé, à charge à la nature
& honteuſe au Chirurgien.

Si dans le cas dont il eſt icy
queſtion, le poumon eſt adherent
aux côtes; il eſt impoſſible que
lorſque la poitrine ſe dilate, qu'il
ne frape contre la pointe de la
tente, que ſa membrane ne ſouffre
contuſion, qu'elle ne s'entame,
& qu'il ne ſe faſſe une ulcere dans
le poumon, que ce qui fluë par

l'extremité de la tente, n'entre dans sa substance, ne l'abreuve, ne le gonfle & ne serve d'obstacle à son mouvement de dilatation & d'expulsion, rendra la respiration très-engagée, que ce qui farci les poumons y peut croupir, s'y corrompre & alterer toute la substance de ce viscere, que comme les liqueurs y sont perpetuellement poussées, il faut qu'elle s'agrandisse, se dilate, se délabre, & à la fin qu'elle s'alterre.

Tout cecy, n'est point imaginaire, rien n'est plus veritable, une blessure que l'on peut nommer simple, fait perir un homme, le Chirurgien est tranquille ; & croit n'avoir rien à se reprocher ; il a suivi la pernicieuse methode que ces Maîtres lui ont enseignée; s'il a manqué, c'est eux qui sont coupables.

Tout ce qui a été remarqué jusqu'icy, fait voir l'abus des ten-

tes ; & le défordre confiderable
qu'elles caufent dans les playes
de poitrine.

Ce n'eft point un efprit de critique qui m'anime , ce font mes
propres yeux qui m'ont fait connoître ces veritez dans une multitude de rencontres.

J'ai déja fait voir dans mon premier ouvrage, la douce & falutaire
methode que j'ai fuivie non feulement dans les playes de poitrine;
mais dans celles de toutes les parties du corps; cependant plufieurs
Profeffeurs d'Italie m'ont obligé
par des queftions & des objections,
à répondre à leurs doutes, & à é-
claircir la théorie de cette methode , autant que mes forces l'ont
pû permettre.

J'expofe donc icy , & ma methode & mes raifons, d'un ftile naturel dicté par la raifon & par une
vieille experience,

J'ai donc pour maxime dans les

playes penetrantes de la poitrine,
faites par arme à feu, de dilater,
sans vouloir épargner la peau, en
premier lieu les orifices, non seulement pour leur faire perdre la
figure ronde, mais pour laisser
une ouverture libre, pour évacuer
ce qui pourroit être extravasé,
& pour donner une issuë pour l'é-
coulement qui arrive quelque
fois, à ce que l'on appelle, la
chute de l'escarre, laissant ainsi les
orifices libres, sans tentes ni bour-
donets, couvertes seulement avec
des plumaceaux de charpie, lar-
ge, douce & fine, les emplâtres
& le reste de l'apareil ; je faits le
premier jour deux ou trois saignées selon l'âge la force & la
plenitude.

Par ce moyen, diminuant la
quantité du sang, j'évite tous les
accidens qui sont les plus à craindre.

Je panse rarement les playes &

le plus promptement qu'il m'est
possible, pour interdire l'entrée
de l'air qui pourroit coaguler le
sang qui portoit être épanché &
qui ensuite se convertiroit en pus,
ainsi le sang se maintient dans sa
fluidité, peut sortir par la bouche ou rentrer dans le commerce
du sang par les orifices des veines,
ce qui est facile à faire quand on a
épuisé les vaisseaux par des frequentes & copieuses saignées, il
peut être plus facilement pompé
par les veines & reprendre la route de la circulation,

Pour expliquer la mécanique de
la nature, il faut faire un pas en
arriere ; & voir encore ce canal
que la balle a fait en passant dans
les poumons, dans lequel le sang,
la lymphe & le pus se déposent,
quand les fibres couchez & meur-
tris se relevent & supurent, alors
le canal se rempli & s'engorge.

Quand les poumons se compri-

ment à chaque inspiration, tout
ce qui y avoit de fluide dans le
canal ou trajet de la balle, doit
ceder à la compreſſion , ſi le
poumon eſt adherent aux côtes,
ces matieres ſont pouſſées aux orifices des playes qui ſont toutes
diſpoſées à les recevoir & à leur
donner paſſage, étant dilatées, &
ſeulement couverts d'une charpie facile à s'humecter , qui la penetre , la perce & va enſuite in-
nonder tout l'apareil, ainſi à meſure que quelque choſe tombe
dans le canal à chaque compreſſion, il eſt chaſſé & reçu , rien
de mauvais ne ſejourne dedans,
la nature agit avec toute liberté,
& s'employe inceſſamment à la
réunion des parties vulnerées,
d'autant plus que le baume du
ſang n'eſt ni confondu ni alteré
par aucun ſuc vicieux, en peu
de tems les poumons ſont réunis,
& enſuite les autres parties.

Quand les poumons ne sont pas adherens, le pus & tout ce qui distile du trajet de la balle dans le tems de la resolution de la meurtrissure des fibres, dite la chute de l'escarre, à chaque contraction du poumon, tout s'échape sur le diaphragme, parce que dans le tems que le poumon se resserre, il s'éloigne des côtes & par consequent des orifices, des playes, c'est en quoi il faut qu'il tombe dans la capacité, mais il est aussi à noter que cette quantité sera très mediocre, si on se passe de tente dans les pansemens, car alors il se fait ou peu ou point de supuration.

Cependant quantité de pus ou de liqueursqui s'extravasent dans la poitrine, il faut de toute necessité, qu'elles sortent par les orifices, quand elles ne seront pas occupées par des tentes, dans l'inspiration naturelle les poumons remplissent

remplissent toute la capacité du thorax.

Je supose alors un épanchement de liqueurs, & le blessé couché, les poumons alors causent un mouvement & une compression aux fluides qui sont épanchez dans la poitrine, & ne trouvant point d'autre lieu pour être reçûës que les ouvertures des playes, elles s'évasent peu à peu, à chaque dilatation des poumons, il s'en fait une évacuation jusqu'à ce que tout soit vuidé, ce qui se fait en très-peu de tems, comme je l'ai remarqué plusieurs fois,

Pour rendre cette mecanique parfaite & en tirer un avantage très-considerable pour le blessé & procurer une guérison qui tiendra du prodige, il faut faire coucher le blessé sur l'une de ces playes s'il y en a deux, choisissant toujours la commodité, s'il n'y en a qu'une & qu'il soit possible que le

bleſſé ſe couche quelque fois deſſus, l'on verra alors que rien ne
pourra reſter dans la capacité qui
ſoit capable d'y cauſer aucun de-
ſordre, ni qui puiſſe s'opoſer à la
réunion.

Cecy peut être pratiqué quand
les orifices des playes ne ſont pas
occupez par des tentes, ni tamponnez de charpie, car autrement,
cecy eſt impratiquable.

Quand la ſupreſſion des tentes
dans les playes de poitrine, &
même des autres parties du corps,
ne produiroit que ce ſeul avantage,
il eſt d'une ſi grande conſequence
pour les bleſſez, que tout honeſte
homme doit l'eſtimer & le cherir.

C'eſt une verité fondée ſur la
raiſon, ſur la théorie la plus ſaine
& ſur une multitude d'experiences de pratique, que le ſang, le
pus, la lymphe, &c. retenus
dans les cavitez des playes, ou ex-
travaſez dans les capacitez ſont,

ſans contredit, la cauſe de preſque tous les accidens qui leurs arrivent.

Si cependant, comme il peut
arriver, la playe quoique libre &
non tamponnée, fut aſſez doulou-
reuſe, pour ne pas permettre au
bleſſé de coucher deſſus, il faut
que l'art & l'induſtrie ſurmonte
cet obſtacle.

Ce qui ſe pourra faire en ſe ſervant d'une compreſſe feneſtrée,
molle, épaiſſe d'un pouce ou environ, qui garni ſur tout le côté de
la poitrine où ſe trouve la playe,
& que l'ouverture ou feneſtre de
la compreſſe ſe trouve vis-à-vis
l'orifice de la playe qui doit être
cependant couverte de ſon petit
apareil, le bleſſé peut être couché
ſur ſa playe & même y paſſer la
nuit avec plaiſir, de ne rien ſentir
qui l'incommode & ayant la reſpiration libre & naturelle.

Si ces moyens ſont pratiquez,

on peut rendre les panſemens
moins frequens, en laiſſant le ſoin
de la cure à la ſeule conduite de
la nature, à qui l'art a donné le
vrai moyen de réuſſir.

On peut mettre cecy en uſage
dans les empiémes que l'on eſt
quelque fois obligé de faire aux
playes de poitrine, quand même
il y auroit une petite canule, par
ce moyen on abrege bien du tems,
on évite la fiſtule & on procure
promptement la réunion.

Voila ce que j'avois à dire ſur
les playes de feu, quant à celle
d'inſtrument tranchant qui a penetré dans la ſubſtance des poumons, auquel le ſang ſort ordinairement par la bouche & par le
nez, ſouvent accompagnée de fiévre & difficulté, de reſpirer & quelque fois de peſanteur.

En ce cas ma grande & premiere attention eſt de vuider &
deſemplir les vaiſſeaux ſanguins

par des bonnes & frequentes saignées, par raport cependant à
l'âge, la plenitude & la disposition du blessé.

Je n'ai point trouvé de route
plus prompte & plus sure, car en
dissipant promptement la plenitude des vaisseaux, j'évite l'épanchement du sang; l'hémoragie qui
se faisoit par la bouche, va se
moderant peu à peu, & cesse vers
le quatre ou cinquiéme jour de la
blessure, & le blessé guérit le sept.

Quant à la playe des tegumens,
je la regarde comme une simple
excoriation, & la fait panser avec
une simple emplâtre, couverte cependant d'une compresse & du
bandage, le tout pour procurer
la réunion & la couvrir, Pour
éviter l'accès de l'air dans la poitrine.

Cette pratique paroît hardie
& temeraire, & depuis plus de
cinquante-sept ou cinquante huit

ans que je pratique la Chirurgie,
je n'ai vû personne qui se soit servi de cette methode, elle m'a cependant toujours réussi.

Si l'aorte ou la veine cave étoient
ouvertures, il n'y a alors aucune
methode qui puisse empêcher le
malade de perir, & on n'a pas
même le tems d'apliquer un apareil, ce ne sont pas aussi ces sortes
de blessures que l'on doit prendre
pour en tirer des consequences
favorables, ni pour établir une
methode.

Pour ne point tomber dans des
redites, sur le mauvais effet que les
tentes produisent dans les playes
de poitrine faites par un instrument tranchant, puisque nous
avons fait voir que dans les playes
de feu, elles ne peuvent être employées sans un terrible préjudice.

On doit donc croire que dans
celle-cy, elles seroient encore plus
pernicieuses, car elles exciteroient

une plus grande hémorragie, en tenant les bouches de vaiſſeaux ſanguins qui ont été coupez, & ouverts & dilatez, qui, comme il a été dit cy-deſſus, les liqueurs heurtant contre la tente, filtrent dans la poitrine, & ſi elles coulent par la playe dans la ſuſtance des poumons, elles y cauſeront délabrement, grandes ſupurations, pourriture, vû la délicateſſe du parranchyme, qui ſe relâche & s'alterre & détruit entierement le reſſort de cette partie ; deſquelles choſes on ne doit attendre que la mort ou une fiſtule incurable.

Tout cecy me paroît auſſi démonſtratif qu'une regle de mathematique.

Les playes d'inſtrument tranchant, ou l'artere ou la veine qui eſt couchée ſur la canelure de chaque côte, a été ouverte, produit aſſez ſouvent une hémorragie aſſez forte.

K iiij

L'on connoît que ces vaisseaux font ouverts quand le fang coule facilement par la playe, car dans dans les playes du poumon, l'hémo rragie fe fait voir par la bouche où le fang coule dans la capacité fur le diaphragme, & ne fort par la playe que quand le poumon fe dilate, ou quand la capacité fe remplit.

Dans ce cas, comme dans les autres, la faignée, ladiéte & le repos font d'un grand fecours, par les raifons que l'on a déja expofées.

Cependant, comme celle-cy eft d'une autre nature que les autres, elle a auffi befoin d'une autre fecours.

Il eft difficile qu'un inftrument tranchant ait penetré jufqu'à l'entre deux des côtes pour ouvrir des vaiffeaux fanguins, fans auffi penetrer jufqu'aux poumons, c'eft à quoi je ne m'arrête pas dans la cure de ces fortes de playes, vû

que les diverſions que je faits
d'abord, ſatisfont à toutes les in-
dictions, & que je regarde ces ſortes de playes du poumon, comme
une playe très-ſimple & très-facile
à guérir, quand on ſuit notre regle & nos maximes.

Il eſt ſeulement queſtion d'arrêter l'hémorragie & de porter
ſur les vaiſſeaux ouverts un aſtringent qui s'y attache & qui agiſſe;
je faits pour cet effet une tente
qui ſoit ſeulement aſſez longue
pour arriver entre lescôtes, elle eſt
mouſſe trempée dans le digeſtif,
& enſuite roullée dans du calcan-
tum ou autre aſtringent ſemblable, je l'aplique & la laiſſe un
jour naturel, & quand je la leve,
le ſang ne coule plus, je faits panſer la playe ſans tente, comme il
n'y a plus de corps étange dans la
playe, les chairs s'aprochent, ſe
touchent & en peu ſe réuniſſent en-
zierement, & ces bleſſures qui ſur-

prennent d'abord par un aſſez
grand nombre d'accidens, ſont
terminées en ſix à ſept jours au
plus ; la methode que je viens
d'expoſer, eſt celle que j'ai pratiqué, & je puis dire inventé, puiſque je n'ai lû aucun Auteur qui
ait traité les playes de cette maniere, ni vû aucun Maître qui ait
pratiqué ainſi.

Je pourrois groſſir ce petit traité d'une aſſez grande quantité de
cures, traitées & guéries très
promptement ſuivant cette methode.

Mais je me contenterai d'en
mettre deux, une d'arme à feu &
une d'inſtrument tranchant, qui
toutes deux ont été panſées pu-
bliquement à la vûe de la Cour
& de Mrs. nos plus fameux Medecins,

L'an 1710. M. de Blagnac Co-
lonel du Regiment de Piedmont,
fut bleſſé à Ivré & conduit enſuite

à Turin, panſé par M. Verne Chirurgien major des Hôpitaux de cette Ville, très-habile & bon praticien,

Je fus apellé à cette cure vers le septiéme jour & trouvai une playe d'arme à feu, l'entrée de la balle, un travers de pouce au deſſous de l'eſſelle droite, & la ſortie à l'eſſelle gauche, à peu près à la même hauteur, la balle ayant enfillé le bras gauche & efleuré le deltoïde.

Les accidens étoient mediocres, un peu de fiévre, quelques inquiétudes la nuit, mais d'ailleurs, la reſpiration peu engagée; je priai d'abord M. Verne de ſuprimer ſur le champ, deux très petites tentes, à la verité, mais cependant, non ſeulement très-inutiles, puiſque la ſupuration qui ſe fait des tegumens & des chairs qui ont été contuſes & déchirées par la balle, dans ce ce que l'on nomme la chute de l'eſcarre, tient de reste les orifices des playes ouvertes, mais encore pernicieuses par les irritations qu'elles causent aux mamelons fibreux de la peau & à la retention des matieres.

La supuration fût assez mediocre, mais ce qui m'étonna un peu, ce fût de voir le tems de la chute de l'escarre passé, & la supuration toujours égale & les playes toujours ouvertes.

Cela dura jusqu'au dix-huit de sa blessure, auquel jour, ayant remarqué quelque chose de blanc qui se presentoit à l'orifice de la sortie de la balle, M. Verne le tira avec des pincettes.

C'étoit un corps étrange long d'un travers de poulce que l'on mit dans un plat avec de l'eau, & l'on vit avec surprise, que c'étoit la piece ronde du Juste-aucorps qui avoit été emportée par la balle & qui étoit restée dans les poumons, laquelle se trouva toute entiere, mais la nature l'avoit tortillée & conduite peu à peu à l'orifice de la sortie, cecy me fit admirer la conduite merveilleuse de la nature, quand on la laisse agir seule & en liberté.

Ce cas, qui fût publique, doit donner un grand credit à cette methode, & doit aussi contribuer à décrier l'usage des tentes, car il est très-constant que si l'on s'en fût servi dans la cure de cesplayes, la piece de drap seroit restée dans les poumons, s'y fût pourie & eût aussi causée une entiere pouriture à ces parties, qui auroit causée au blessé une mort inévitable.

Ce corps étrange étant sorti, les playes furent réunies en trois ou quatre jours entierement ; trois ou quatre ans après, le même blessé fût attaqué d'une fiévre maligne, dont il mourut : Mrs. les Partisans des tentes voulurent

perſuader au plublic, que le panſement que l'on avoit fait à ſes
bleſſures qui n'avoit produit qu'-
une très-mediocre ſupuration, devoit avoir cauſé pourriture, amas,
ou abſcès dans la poîtrine & que
la fiévre qui lui étoit ſurvenuë,
en étoit un produit, & en même
tems, avoient tout employé pour
empêcher l'ouverture du cadavre
que je m'efforçois d'obtenir.

Je fus enfin obligé de recourir
à l'autorité de la Cour, ce qui me
fut accordé.

Il ſe trouva à cette ouverture
non-ſeulement Mrs. Engleſio &
Piſelly ſes Medecins qui l'avoient
aſſiſté pendant le temps de la cure
de ſes playes & dans ſa derniere
maladie, mais encore bon nombre d'autres & quantité de Chirurgiens.

L'on trouva que la balle avoit
percé les deux lobes du poumon
en leurs parties ſuperieures, que

ce trajet étoit réuni par une bonne & forte cicatrice, que les poumons très-sains, sans aucune marque de la moindre alteration, ce
qui fut reconnu par plusieurs
coups de scapel, ce qui causa un
étonnement universel, ce fût de
voir une cicatrice si bien condi-
tionnée dans une partie qui est
dans un perpetuel mouvement.

Enfin, Mrs les Partisans des
tentes, un peu confus & surpris,
se retirerent sans rien dire.

L'autre d'instrument tranchant,
fut l'an 1716. Madame Royalle
étant à Moncalier, un nommé
Sr. Alexis Sicilien de nation, garde du corps de la Compagnie de
M. le Prince de Villefranche, fut
blessé d'une épée entre la deuxiéme & troisiéme des vraies côtes
comptant de haut en bas, à côté
du teton penetrante dans les poumons de la longueur d'un ampan,
selon le raport du Chirurgien qui

le sonda d'abord, & qui voyant
que le sang sortoit abondamment
par la bouche & par le nez; crut
que le blessé alloit expirer entre
ses bras, il demanda quelqu'un
pour l'assister en pareil cas.

M. le Prince Sabouchy Officier
de la même Compagnie, prit la
peine de me venir prendre pour
me conduire chez le blessé.

Après l'avoir suffisamment visité, & fait mettre une simple emplâtre sur la playe, une compresse
& le bandage, pour seulement garantir la poitrine de l'accès de
l'air, je fis promptement saigner
le blessé, lui ordonnant un grand
repos & du boüillon seulement.

Le soir il fut encore saigné, le
sang la nuit sorti moins abondamment par la bouche, le lendemain
matin il fut encore saigné, & le
troisiéme jour une autre petite
saignée, le quatriéme il sorti peu
de sang par la bouche, le cin-

quiéme rien du tout, le sixiéme il fut entierement guéri & le sep-tiéme je pris congé de lui,

Ces cures sont plus éloquen-tes que tout mon raisonnement, & toutes les playes de poitrine; que j'ai traité de cette maniere, ont eû un pareil succès, & cela par la mecanique de la nature, en lui donnant les moyens de ren-dre cette manœuvre salutaire.

C'est ce que j'ai fait voir dans mon premier Ouvrage ; il est très vrai que la nature n'a besoin que d'un peu d'assistance , pour terminer très-heureusement les maux les plus importans, tant internes qu'externes ; plus j'ai vieilli dans ma profession, & plus j'ai fait d'experiences qui m'ont confirmé dans mon opinion.

Elle est reglée dans ses opera-tions, elle va d'un pas égal & tou-jours occupée à reparer les dom-mages que le corps a souffert dans

les parties qui le composent; elle
refait les chairs qui ont été rui-
nées par le fer, par le feu & par la
pouriture, par le moyen du baume du sang; elle réunit les parties
divisées, chasse les corps étranges & rejoint dans un tems limité,
les os fracturez par un calus qui
part de sa seule industrie; j'ai fait
voir que dans les playes de poitrine penetrantes, qu'il suffit de dissiper d'abord par de bonnes & frequentes saignées la plenitude du
sang, que par ce moyen on évite
les épanchemens, la suffocation,
la pesanteur, la supuration & la
pouriture, on tire par ce moyen
le blessé de l'inflammation, de la
fiévre & de tous les accidens qui
sont à craindre dans une capacité
dont l'action ne peut être dépra-
vée ni interrompuë sans porter un
notable préjudice à toute l'économie.

Ayant donc par des judicieuses

évacuations, remis la nature accablée en état d'agir, elle ne manque jamais de procurer dans un
certain terme une parfaite guérison.

J'ai remarqué que ce terme ne
paſſe pas ſept jours quand on ſuit
notre methode; la premiere cure
ſur laquelle j'ai fait cette remarque; fut ſur M. de Fontaniere à
Pignerol en l'an 1691. on en peut
voir la relation dans la 2ᵉ. édition fol. 127. & la 8ᵉ. obſervation.

La deuxiéme, ſur le Valet de
M. de Leſſeraine & ſon camarade,
Commiſſaire des Guerres à Briançon en l'an 1691. on en peut voir
le détail 2ᵉ. édition fol. 130. 9ᵉ.
obſervation. En 1700. M. le Chevalier des Ferres Officier, étant
dans la Citadelle de Turin, fut
bleſſé d'un épée deux travers de
doigt au-deſſous de la clavicule
penetrante dans les poumons,
accompagnée de tous les ſignes les

plus fâcheux , & cru par tous ceux qui le virent dans un danger inévitable , il fût traité , comme il a été dit cy-deſſus, & le ſeptiéme je pris congé de lui , étant entierement gueri ; M. ſon frere Major du Regiment de Nice a été témoin oculaire de ce que je marque icy.

J'ai remarqué la même choſe en pluſieurs cas ſemblables qu'il eſt inutile de citer , comme auſſi dans des playes très-conſiderables du bas ventre , que ſi elles n'ont pas été tout-à-fait terminées les ſeptiémes dans ce tems-là , ils ont été tout-à-fait hors de danger, & j'ai ceſſé de les voir.

Comme le fils de M. Lion qui l'an 1720. reçût un coup d'épée à l'hipocondre droit qui éfleuroit le foye & avoit touché le ventricule , avec les plus ſiniſtres accidens , le ſeptiéme je ceſſai de le voir , & un peu après il ſe trouva guéri ; & cette année 1723. M.

le Marquis Cartos reçût un coup d'épée à l'hipocondre gauche penetrante ,,l'épiploon étant sorti, fût lié, il eût d'abord des accidens qui firent craindre une mauvaise suite, mais tout fut calmé par les bonnes & frequentes saignées, il en fut quitte pour une fiévre de quatre jours, & le septiéme je le laissai avec une simple emplâtre & presque guéri.

Dans le tems que j'acheve cecy, il me tombe entre les mains le feüillet 22. des litteraires, imprimé à Venise, page 260. où je trouve cette observation que j'ai traduite de l'Italien en François.

### De Molfeta.

Il est arrivé icy une chose qui regarde la Chirurgie, qui est assez particuliere ; M. Nicolas-Dominique Passari, jeune homme riche & fils unique d'une veuve, lequel fut bleſſé le 10 Fevrier de l'an courant 1723. d'une arme à feu, à la poitrine ſous le teton droit, la playe fut panſée par les premiers Chirurgiens de la Province, avec des tentes que l'on croyoit neceſſaire pour l'écoulement du pus, & à chaque fois qu'on l'ôtoit, il ſe feſoit une grande évacuation, avec tout cela, le bleſſé pendant trois mois ou environ qu'il fut panſé de la maniere, ſe trouva reduit en un très-pitoyable état, n'étant plus qu'un veritable ſquelette.

On jugea à propos de demander le conſeil de M. le Chevalier Jean-Baptiſte Verna, premier Medecin de Viſeglia, homme très-docte & connu par ſes ſçavantes productions, ayant été inſtruit de la pernicieuſe methode avec laquelle l'on avoit panſé le bleſſé, il fit d'abord ſuprimer la tente, malgré la repugnance deſdits Chirurgiens

& donna la commission à un seul
de panser le blessé à sa maniere ;
ayant congedié les autres : ayant
donc quitté cette cruelle methode
la fiévre cessa & tous les accidens
disparurent, & en vingt jours il
se trouva entierement gueri avec
peu de remedes, lequel blessé avoit
très-peu de tems à vivre, sans l'assistance de M. Verna, lequel a
écrit une ample relation du fait
au très-illustre M. Saucassany premier Medecin de S. A. S. Mgr. le
Duc de Guastale, duquel il fait
une particuliere estime, laquelle
relation est accompagnée d'une
attestation du blessé passée devant
Notaire du 6 Août 1723. pour
qu'il la rende publique, afin qu'un
chacun sçache que les grandes supurations qui arrivent aux playes
ne sont produites que par les tentes, qu'elles sont utiles aux Chirurgiens, mais très pernicieuses
aux blessez, qui au lieu de recevoir

de l'utilité des panſemens, les mêmes panſemens leurs font plus de
mal qu'ils n'en ont reçû de leurs
ennemis.

Voilà la traduction mot à mot,
ce ſçavant Medecin a connu l'abus
des tentes par la lecture de mon Livre traduit par M. Saucaſſany ; il
ſeroit très neceſſaire que les Chirurgiens partiſans des tentes, fiſ-
ſent de ſerieuſes reflexions ſur mon
foible raiſonnement & ſur ces experiences qui ſont convainquan-
tes.

J'ai eu la ſatisfaction de voir
icy l'an paſſé 1722. M. Eliot Chirurgien du Roy de Portugal qui
après m'avoir felicité ſur les progrès de ma methode, me dit que
c'eſt à elle, à qui il a l'obligation
de ſa fortune ; qu'il avoit employé ſes ſoins & ſon credit, pour
l'établir à Liſbone ; qu'il avoit
fait traduire mon Livre en Portugais, pour que ceux du Pays en
puſſent

puſſent profiter, & qu'il avoit été
traduit en Eſpagnol : qu'il s'étoit
acquis un grand credit par les cures ſurprenantes qu'il avoit faites
en la ſuivant, & qu'il étoit ſurpris
de voir encore des Chirurgiens
aſſez opiniâtres pour croupir in-
dignement dans la cruelle methode des anciens, que leurs obſti-
nations cauſent la perte d'une
multitude de pauvres bleſſez, qu'-
ils ne pouvoient preſentement
trouver aucune excuſe legitime,
qui les diſpenſe d'abandonner
leurs pernicieuſes maximes qui ne
ſont fondées que ſur l'interêt,
l'obſtination, une dureté de cœur
& peu de charité pour le prochain.

Voilà ce que medit ce judicieux Chirurgien, dans le paſſage
qu'il fit icy avec le Cardinal d'A-
cugna Portugais, qui venoit de
Rome & alloit à Paris.

Quand on veut perſuader une

chofe quoique vetitable , il eft toujours bon de joindre au raifonnement , des experiences & des preuves, celle qui fuit n'eft pas, ce me femble, indifferente.

Le Roy de Portugal ayant donné fon premier Chirurgien nommé M. Eliot , au Cardinal d'Acugna pour l'accompagner dans fes voyages , aprés avoir fejourné quelque tems à Rome , il prit la route de Turin en l'an 1722. pour paffer en France.

M. Eliot homme propre & de bonne mine, vint à la Cour de Madame Royale , accofta le très aimable M. Cicogniny , fe fit connoître & s'informa de lui , fur quel pied étoit la Chirurgie à Turin , après qu'il eût fatisfait à fa curiofité, il lui demanda à fon tour , quelle étoit la Chirurgie à Lifbone , auquel M. Eliot répondit , nous fuivons la methode de M. Belloste ; nous l'avons

icy, répondit M. Cicogniny : c'eſt
du vieux Belloſte que je parle lui
répondit l'autre, qui nous a donné ſa methode, il y a environ 30.
ans, c'eſt lui-même, lui répondit
notre charmant Medecin.

M. Eliot qui me croyoit mort,
parut ſurpris ; c'eſt mon maître,
lui dit-il, & je ne veux pas partir
ſans le voir ; il ne m'eſt connu que
par ſon Livre, que j'ai fait traduire en Portugais, j'ai ſi bien fait,
que ſa methode eſt ſuivie en Portugal, & elle eſt la cauſe de ma
fortune ; je me ſuis aquis un grand
credit en la pratiquant, & elle
m'a toujours réuſſi, ce livre a été
auſſi traduit en Eſpagnol, les gens
de bon ſens de ce Païs là l'eſtiment
& la ſuivent; tel fût leur entretien
& le jour d'enſuite, j'eû la ſatisfaction de voir M. Eliot, tout plein
de bonté & d'honneſteté, qui en
preſence de pluſieurs perſonnes

distinguées de la suite de S. E. eût la modestie de se récrier en me voyant, Messieurs, ce Monsieur icy est mon maître, c'est lui à qui je dois le rang que j'ai l'honneur d'occuper auprès de notre Roy ; nous dinâmes ensemble, ensuite duquel nous eûmes un entretien sur ce qui concerne la Chirurgie; il ne pût s'empêcher de blâmer hautement un reste de Chirurgiens obstinez, qui croupissent dans la cruelle & impitoyable maniere de panser les blessez qui causent la perte d'une multitude de braves gens.

Qu'il s'étoit servi de l'autorité du Roy de Portugal pour bannir de la Chirurgie du Pays, la cruauté, l'obstination & l'avarice des Chirurgiens.

Qu'il seroit avantageux pour tous les hommes que chaque Souverain en fit autant dans ses Etats, que la politique le veut, que la

charité l'ordonne & que la nature le demande.

Que dans les receptions des
Chirurgiens pour la maîtrise, l'on
devroit faire une loy qui les obligea à l'avenir de renoncer aux
anciennes erreurs, embraſſer cette nouvelle methode ſur le fait
des bleſſures, ſur laquelle les
grands & les petits ſont également intereſſez ; voilà les diſcours
& les reflexions de ce judicieux
Chirurgien, un chacun en fera
l'uſage qu'il lui plaira.

## SUR LA TORTUOSITÉ
### des Playes.

J'Ai eû l'honneur, Mr. de vous remercier, il y a peu de tems, de la grace qui vous m'avez fait de m'envoyer le dernier livre de Sechiny, touchant nos disputes avec M. Maravillia; je l'ai lû avec plaisir, & n'ai pû m'empêcher de vous en écrire quelque chose.

Elle roule donc sur la tortuosité des playes, dans lesquelles, dit-il, l'on peut se passer de tentes.

Il repete cela si souvent, que je vois qu'il se sçait bon gré d'avoir fait une si importante découverte, c'est le pivot sur lequel il fait rouler toute la machine de son Ouvrage, & sur lequel il croit qu'il n'y a point de replique.

Cette objection qui paroît forte à la premiere vûë, & qui aura
sans doute trouvé des Partisans
qui l'auront applaudie & prote-
gée; ressemble à ces vers luisans
qni paroissent la nuit, qui sem-
blent d'abord quelque chose, &
qui dans le fonds ne sont rien que
des petits insectes.

Cependant ces heresies Chirur-
giques, comme celles de religion,
donnent lieu à des repliques qui
détruisent les obscuritez & les erreurs, & qui découvrent la verité, ainsi elles ont, & leurs merites
& leurs utilitez.

Suposons donc cette tortuosité
qu'une balle ou épée ont traversé
un membre qui étoit alors dans
une situation contrainte & gênée,
comme par exemple; quand la
tête est toute sur l'épaule, & que
le coup traverse le col, un bras
percé étant en l'air ou tendu, une
jambe roidie en devant ou ployée

en arriere, quand ces parties sont
remisent dans leurs situations naturelles & de repos, le trajet de
la playe est tortu, & l'on a même souvent peine à y introduire
une sonde.

Il faut voir si cela doit faire
changer l'indication, & si ces sortes de playes doivent être pansées
autrement que celles dont le canal est droit.

Si donc une balle a passé au
travers d'un membre qui sera plus
ou moins grande, par raport aux
vaisseaux qui ont été dechirez, &
aussi selon la grosseur du calibre.

Si la balle est grosse, la contusion est plus grande, elle aura de-
chiré un plus grand nombre de
vaisseaux & aura reployé par sa
rondeur & par l'activité de son
mouvement, une plus grande
quantité de fibres, qui comme
collez les uns sur les autres, couvrent les orifices des vaisseaux

sanguins qui ont été dechirez , &
suprime ainsi l'hémorragie.

Mais lorsque les parties les plus
subtiles des liqueurs, commencent
à s'échaper dans le canal, & que
le batement des arteres donnent
à chaque instant une secousse à la
partie & ensuite aux fibres couchez qui les decolle peu à peu ;
quand enfin le sang qui fait toujours effort pour continuer sa
route, & rétablir sa circulation
interdite dans toute l'étendue des
fibres couchez, alors , dis-je, les
tuyaux se dilatent à mesure que
les fibres se relevent & laissent
couler les sucs & liqueurs qu'ils
contiennent, c'est ce qu'on apelle improprement la chute de l'escarre; alors le trajet, de tendu qu'il
étoit , devient mol & s'afaisse, les
parties qui étoient cy-devant sé-
parées & écartées les unes des autres, se raprochent & causent à
L v

tout le trajet de la balle une legere compreſſion.

Or, comme dans toute cette mannœuvre, il faut de toute neceſſité, que tout ce qui flue des tuyaux ouverts, & tout ce qui eſt produit par la fonte des fibres contues & dechirées ; il faut, dis-je que tout coule dans le trajet de la balle ; ſi ces orifices ſont bouchées par des tentes, ce pus ſe trouvera enfermé au milieu du trajet, ou il ſera ſerré, ou il fera effort pour ſe chercher une iſſuë, ce qui fait le moins de reſiſtance doit ceder, ce ſont les interſtices des muſcles où ces matieres chaudes ſe gliſſent, ce qui produit des abſcès, & ſouvent des délabremens & des mortifications.

Cecy me paroît auſſi démonſtratif que ce qui ſuit.

Si les orifices des playes ſont libres & ſuffiſamment dilatez, à meſure qu'il ſe fait un écoule-

ment dans le canal ; cette compreſſion douce qui ſe fait, à ce
que l'on appelle chute de l'eſcarre, quand la partie ſe détend, ſe
dégage & s'afaiſſe, le pus ſe trouvant comprimé coule naturellement aux orifices qui eſt le ſeul
lieu par où il puiſſe avoir iſſuë.

Il eſt très-certain, qu'un fluide
dans un canal, ſoit droit ou tortu, qui eſt ſuſceptible de compreſſion, eſt obligé de ſe mouvoir,
de couler & de ſortir, quand il
trouve une iſſuë libre.

Je crois de plus, n'en déplaiſe
à M. Maravillia qu'une playe tor-
tuë, ſoit de balle ou d'épée, eſt
plus facile à guerir qu'une dont
le canal eſt droit, pourvû cependant qu'elle ſoit panſée ſans tente.

Elle ſera moins expoſée aux injures de l'air qui penetre moins
aiſément dans un canal tortu que
dans un droit.

Le reſſort des parties agit avec

plus d'effort fur un endroit tortu
que fur un droit, car il y trouve
plus de refiftance.

La compreffion eft plus forte
quand les parties d'un canal tortu fe raprochent les unes des autres, quand aucun corps étrange
& folide ne l'occupe, que l'union
fe fait fi parfaite qu'aucun fluide
n'y peut refter, ce qui ne fe peut
avec la même perfection dans un
canal droit, dans lequel le reffort
eft plus mol & moins tendu.

Tout homme qui connoît la
mecanique, n'aura pas de peine
à fe rendre à ce foible raifonnement; le mouvement ou reffort
qui eft naturel dans toutes les parties vivantes, qui felon toutes les
aparences eft produit par le mouvement du cœur, & enfuite par
le battement des arteres, caufe un
mouvement d'ondulation qui eft
la fource & l'origine de toutes les
dépurations, filtrations, excre-

tions, diſtributions & évacuations qui ſe font par tant de lieux differens & de ſi differentes manieres.

Ce mouvement pouſſe & chaſſe du centre à la circonference, ce qu'il y a de ſuperflu, d'étranger & d'inutile.

Il chaſſe auſſi à l'orifice des playes droites ou tortues, le pus, & même les corps étranges les plus ſolides, quand ſon mouvement n'eſt ni dépravé ni interrompu par les tentes, qui en irritant, cauſent des contractions aux fibres, & enſuite des épanchemens, des inflammations, des abſcès & des mortifications, boulverſent toute l'economie, en ôtant le reſſort aux parties.

Si M. Marvillia connoît un peu, comme je le crois, la fabrique de notre machine, il doit convenir qu'il y a effectivement un reſſort qui dure autant que la vie, & que l'ame ne ſe ſepare du corps, que quand ce reſſort vient à ceſſer.

Que ce reſſort donne le mouvement à toutes les liqueurs, & l'action à toutes les parties.

Que ſans lui, ce qui eſt enfermé dans des tuyaux ſi fins, comme ſont une multitude de vaiſſeaux bien plus fins que des cheveux, ne pourroit ni ſe mouvoir ni ſe diſtribuer.

Ce ne ſont point icy des imaginations chimeriques, ſans ce reſſort qui eſt inconteſtable, les fluides qui ſont contenus dans tous les plexus de notre corps, qui ſont ployez & reployez en tant de façons, ce qui eſt contenu dans les vaiſſeaux ſpermatiques qui font tant de circonvolutions ; enfin dans les differentes actions où des tuyaux très-fins ſe trouvent ployez, reployez & tortus, toutes les liqueurs qu'ils contiennent, ne laiſſent pas de ſe mouvoir, de circuler librement & sans peine, quoique le pus dans les cavitez des playes, ne soit pas comme les liqueurs, contenu & enfermé dans des vaisseaux qui ont un mouvement circulaire.

Il ne laisse pas d'être poussé, pressé & chassé par le mouvement naturel des parties, à l'orifice des playes, quoique le trajet soit long & tortu, & cela par un mouvement d'ondulation ou vermiculaire, pareil au mouvement peristaltique des intestins, enfin donc pour redresser ce canal tortueux, suivant l'opinion de M. Maravillia, il faut y mettre des tentes, qui traversent toute l'étenduë du trajet ou deux qui se touchent, si la playe a deux orifices.

Il faut pour penetrer dans un canal tortu, qu'elles soient dures & solides.

Quand la contusion viendra à supurer, que deviendront ses ma-

tieres, qui ne trouveront aucune
efpace pour fe loger, & point
d'iffuë pour s'écouler, il faudra
que les fibres s'en abreuvent, fe
groffiffent & fe roidiffent, le
membre fe gonfle & s'engorge,
s'étend & devient douloureux,
l'inflamation tarde peu à venir,
la circulation eft interrompue,
les liqueurs qui n'ont plus de
mouvement s'échauffent, s'ai-
griffent & fe corrompent, & la
mortification conclut, & la cure
& la vie du bleffé.

Si les deux tentes ne fe touchent
pas, tout s'accumule entre les tentes, l'écoulement eft grand l'efpace eft petit, cela fuffit pour
produire d'un panfement à l'autre, un nombre prodigieux d'accidens;

J'aurois une multitude de chofes
à dire fur tous les points d'une
dangereufe methode, mais je ne
ferois que redire ce que j'ai déja

tant dit de fois dans une quantité d'endroits.

Si l'on faifoit la Chirurgie avec reflexion, ne voiroit-on pas qu'une playe par exemple, d'inftrument tranchant qui n'a qu'une iffuë & que l'on croit tortue, fi elle eft panfée avec une tente pour la redreffer, il faut qu'elle foit dure & roide, fi elle penetre jufqu'au fond de la playe, quels accidens ne doit pas caufer, tous ceux que nous avons remarqué cy-deffus; en outre, elle meurtrit les chairs du fond de la playe, qui étant meurtries, deviennent douloureufes, la douleur eft fuivie de l'inflammation, l'inflammation de la fupuration & de ce qui la fuit, où eft donc l'utilité d'un tel panfement?

Où eft donc la neceffité d'une tente dans une playe qui n'a befoin que d'être réunie? dans la premiere campagne que je fis à

Luserne l'an, je crois, 1686. un blessé me tomba dant les mains, qui avoit reçû un coup de feu, l'entrée de la balle au dessous du zigoma, ayant la tête tournée, la sortie vers l'hypocondre du côté oposite; voilà une playe tortueuse dans toutes les formes, M. Maravillia auroit sans doute, empalé le blessé avec un seton, car les tentes en ce cas ne sont, à ce que je crois, nullement pratiquables.

Je fis les diversions telles que je le jugai à propos, une simple emplâtre sur l'entrée, & une sur la sortie; étant attentif à ce qui pourroit arriver, car alors je n'étois pas encore entierement désabusé des tentes, enfin mon blessé fut entierement guéri le 12e. jour de sa blessure, les playes n'ayant fournies qu'un très-mediocre supuration; où est allé cette formidable escarre, qui fait tant de peur, qui fournie la matiere à

tant de raisonnemens chimeriques. Hà Nature ! si vous pouviez
parler, vous en diriez mille fois
plus que moy sur ce sujet.

Il faut tirer une consequence
de ce qui vient d'être raporté cy-
dessus ; qu'il n'est pas vrai que les
tentes soient necessaires dans la
cure des playes où il y a tortuosité.

Que si les playes qui ont un si
grand trajet ont guéries sans qu'il
ait paru, ni pendant ni après la
cure, aucun accident, que celles
qui l'ont moindre, doivent guérir
plus facilement, en suivant la
même methode.

Que rien n'est plus cruel ni plus
douloureux pour un pauvre blessé
que de lui fourer, souvent avec
peine, un corps étrange comme
une jente qui s'enchasse dans les
chairs & que l'on retire dans chaque pansement avec beaucoup de
peine, accompagnée d'un grande
douleur.

Qu'il est totalement impossible que cette manœuvre ne produise, si elle est continuée, des accidens mortels.

Que c'est pecher contre la charité, que de vouloir établir & publier une si cruelle & une si pernicieuse methode.

Que c'est se revolter contre la raison, le bon sens & contre une multitude d'experiences de pratique, que de vouloir soutenir & apuyer une erreur qui peut surprendre la simplicité & le peu de capacité des jeunes Chirurgiens qui ne sont pas en état de faire une équitable difference de la bonne methode d'avec la mauvaise.

Qu'il ne suffit pas pour mettre sa conscience à couvert de dire, mes Maîtres l'ont ainsi pratiqué, nous avons des Auteurs qui ont établis cette methode, elle a cours, elle est en usage.

Ces choses pouroient passer dans

des cas indifferens, mais il s'agit
icy de la vie des hommes, & quoique ce que l'on propose paroisse
nouveau, il ne faut pas le condam-
ner sur l'étiquet du sac.

Les nouveautez qui ont parus
dans le siecle précedent, tant sur
la Medecine que sur la Chirurgie,
sont les fruits du labeur, de l'aplication & des veilles de ceux qui
en ont été les inventeurs.

Ils n'ont pas prétendus exiger
des hommes une soumission aveu-
gle pour leurs productions, mais
bien une attention, une étude sans
prévention, qui puisse en penetrer
le bon, l'utile & le veritable.

Les playes tortueuses, par ce qui
a été dit, n'ont donc pas besoin
d'être redressées par les tentes
pour être guéries, mais l'esprit
des Chirurgiens qui ont cette methode, a bien besoin qu'on le
redresse.

Bien-loin que les tentes puissent

être de quelque utilité dans les playes tortues, elles font venir les playes droites, toutes tortueufes, puifqu'elles caufent par leur ufage des facs, des finus, des abfcès & des fiftules, c'eft de quoi on ne peut difconvenir.

Si tout ce qui a été dit, n'a pas la force de defabufer M. Maravillia & fes adherens, je voudrois qu'il me fit la grace de répondre auxqueftions que je vais lui faire.

Si par hafard une balle ou une épée ont paffé au travers du col d'un homme qui avoit, lorfqu'il a reçû le coup, la tête tournée fur l'épaule.

M. Maravillia lui mettra-t-il une tente qui traverfe tout le trajet, ou deux, une à chaque orifice.

S'il veut que la tente ou les tentes reftent dans la playe, il faut qu'elles foient apuyées & foutenues par un bandage un peu ferré, autrement le reffort naturel des

parties & le batement des grosses
arteres dont cette partie est pour-
vûe, chassera les tentes dehors,
sans qu'on le puisse éviter, cependant cette partie ne peut souffrir de bandage serré, le passage
de l'air s'y opose; la trachée artere & l'œsophage ont le privilege
de mettre le col à l'abri de la
cruauté des tentes, il seroit à
desirer, comme je l'ai déja remarqué dans mon premier Ouvrage,
que toutes les parties du corps
usent de semblables organes.

Malgré cela, M. Maravillia ne
laissera pas de s'en servir dans cette partie, comme dans les autres,
il en cherit trop leur usage pour
s'en passer, il ne sera pas le seul, car
il y a environ vingt-quatre ans,
que feu M. le Baron Palavesin fut
blessé d'une balle qui lui perça le
col, l'entrée proche une jugulaire,
& la sortie proche l'autre jugulaire, passant par les vertebres; il fut

panfé avec deux tentes qui lui firent fouffrir des douleurs mortelles, il fouffrit ces cruels panfe-
mens durant dix à douze jours,
& d'autorité il força le Chirurgien
de les ôter, il fut guéri très-
promptement, mais il lui refta une
douleur très-vive à la partie, &
le col roide & engagé ; il alla
prendre les eaux de Luc, ayant
été bleffé en Italie, il ne fut point
foulagé, il m'écrivit, & me fit le
détail de tout ce qui lui étoit arrivé, je l'engagai de venir à Aqui
prendre les Fangues ; il y vint, je
l'y fut joindre, & il s'en retourna bien guéri.

Pour mettre une tente dans les
playes du col, il faut qu'elle foit
groffe, dure & longue, fi on veut
qu'elle y refte, car le bandage
ferré eft impratiquable dans cette
partie.

Que produira-t-elle, une douleur perpetuelle, une meurtriffure

aux

aux parties, une compression aux
vaisseaux sanguins qui sont très-
gros & très nombreux, tout cela
sera suivi d'inflammation, de suffocation, de délire, d'abscès, &c.
Tout au contraire, si on laisse
agir la nature en liberté, la guérison sera prompte malgré la tortuosité.

Si enfin de pareilles blessures
arrivent aux articulations, aura-
t-on la cruauté d'y fourer des tentes, comme aussi au carpe, tarse
& metatarse, celui qui en pareil
cas, se serviroit de ces instrumens
de fatalité, meriteroit une puni-
tion exemplaire.

Une épée qui passe au travers
du corps d'un homme, ou une
balle de mousquet, le blessé étant
panché ou courbé, la playe alors
sera totueuse; de quelles tentes ou
de quels sétons pourra-t-on se
servir pour la redresser? M. Mara-

villia, me fera la grace de me le faire sçavoir.

Voilà, Monsieur, ce que j'ai cru être obligé de vous écrire, Dieu veuille qu'il produise quelque bien aux pauvres blessez, & ouvre les yeux des jeunes Chirurgiens, sujets à se laisser surprendre par des raisonnemens chimeriques, comme l'impression a rendu publiques les operations de notre adversaire, la tradition & l'impression de cette réponse me paroît necessaire, si cependant vous jugez cecy digne de paroître au jour, n'accordez, je vous prie, à mon zele que ce que vous trouverez bon & utile ; ne me regardez point, car ce n'est pas pour moi que j'écris, c'est pour les autres, vous le sçavez par experience, la fatigue est pour les Auteurs, & le profit pour les Lecteurs ; bien écrire excite la ja-

loufie, mal écrire, la critique;
un homme occupé à mettre au
jour des nouveautez , neglige
fes affaires & fes interêts; il peut
trouver des Aprobateurs, mais
peu ou point de Protecteurs & de
Bien-faiteurs ; fi l'on acquiert un
peu de gloire, l'on fe broüille avec
la fortune & avec fes confreres;
toutes ces chofes ne font point
nouvelles : elles font auffi certaines , comme il eft certain que
je fuis , &c.

*de Turin ce* 3 *Avril* 1717,

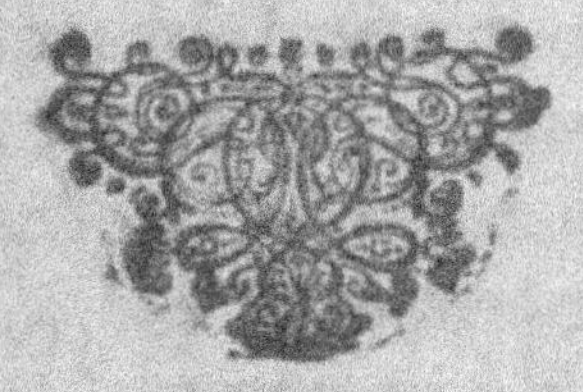

## DE LA FACE BOUTONNE'E
### & couperosée.

LA plûpart des Auteurs anciens n'ayant pû trouver la
cause essentielle des boutons, des
rougeurs & autres maladies pareilles qui viennent au visage, ont
mieux aimé accuser le foye, que
de ne pas trouver un coupable ;
c'est la chaleur, disent-ils, qui
cause ces maux, il faut donc le
rafraichir & le traiter comme malade, dans le tems qu'il joüit d'une
parfaite santé, & qu'il est très-in-
nocent du crime dont il est accusé.

L'erreur où étoient les anciens
sur ce qui regarde la chilification
& la circulation, a été la cause de
quantité de jugemens, qu'ils ont
faits sur la cause & les accidens de
plusieurs maladies ; celle de qui
j'écrits mon sentiment, en est une,

le foye n'eſt pas coupable dans ce
qui concerne les maux qui viennent au viſage.

Supoſé qu'il y eût des indiſpoſitions cauſées par une trop grande chaleur du foye, ce ne ſeroit
jamais celle ci, le foye trop chaud
pourroit cauſer une digeſtion précipitée en donnant, & de la ſubti-
lité & du mouvement aux fermens
de l'eſtomac, qui eſt toujours ap-
puyé ſur lui, ce qui pourroit produire une faim canine, c'eſt pourtant un accident qui n'accompagne pas ceux qui ont des rougeurs
& des boutons au viſage.

Quelle ſimpatie particuliere a-
t-on remarqué entre le foye & la
face, ſi ceux qui ont une faim canine, étoient tous attaquez de
cette deſagréable maladie, il y
auroit lieu de croire que le foye
en eſt la cauſe, mais au contraire,
j'ai toujours remarqué au moins à
pluſieurs, que ces grands man-

geurs ont la couleur du visage
plus pâle que rouge.

Si la chaleur du foye produisoit
cet accident à la face, pourquoi
ne le produiroit-il pas aux autres
parties du corps qui sont nourries
des mêmes liqueurs & où il se fait
la même circulation.

Le foye est nouri du même sang
dont sont nouris tous les autres
visceres ; & par consequent, il
leur communique à tous les mêmes carêteres de sa bonne ou de
sa mauvaise qualité, ainsi si le foye
est chaud, il faut que tous les visceres le soient aussi, s'il est sain,
les autres parties le sont, s'il est
malade, les autres visceres ne sont
pas en santé, ils ons une liaison
simpatique & naturelle, une union
& une correspondance recipro-
que, par lesquels ils se communiquent par un envoy & par une
recette continuelle, les differentes liqueurs, dont ils ont besoin

pour entretenir le commerce de la
vie, l'une d'elles ne peut exceder
en quelque qualité que les autres
ne s'en reſſentent, la maladie d'un
viſcere eſt ſuivie ſans contredit;
de la mauvaiſe diſpoſition de toutes les autres.

Une intemperie au foye doit
produire d'autres maux qu'une
ſimple couleur au viſage, & que
quelques élevations à la peau,
l'intemperie du foye, eſt toujours
accompagnée de fiévre ardente,
d'inſomnie, de délire, d'une tention du ventre; d'une douleur vive dans ſa region & quantité d'autres accidens très-facheux, ce qui
ne ſe trouve pas ordinairement à
ceux qui ont le viſage, & bouton-
né & couperoſé; je crois tout au
contraire, que cette couleur ne
marque rien de mauvais, par raport à l'interieur, que c'eſt plûtôt
une marque de bonne diſpoſition
qui peut s'alterer par la quantité

des remedes qu'on leur fait mal
à propos pour diſſiper cette difformité de la peau.

Ayant donc exclud le foye
pour être la cauſe de cette maladie, il faut voir ſi nous pourrons
découvrir comment cela eſt produit, & à quels remedes on peut
avoir recours ; il faut conſiderer
en premier lieu, que la peau du
viſage eſt une texture particuliere, qu'elle eſt adherente aux muſcles de la face, que ſes pores ſont
très-ſerrez & très-fins ; qu'elle a
une quantité d'arteres qui luî
fourniſſent du ſang & qui donnent
au viſage un vermeil particulier,
qu'elle a auſſi une quantité de petites glandes qui ſont comme des
cribles par où le ſang ſe filtre.

Il faut remarquer en ſecond
lieu, que la face eſt toujours expoſée aux injures de l'air, que
plus le ſang a de nître ſubtile,
plus ils eſt vermeil, & plus il eſt

facile qu'il s'arrête dans les petits
globules des glandes de la peau,
vû la subtilité & la finesse des
vaisseaux qui le charie; que le nitre de l'air se joignant au nitre du
sang l'arrête dans les petites glandes & dans les petits vaisseaux,
ainsi arrêté, il donne sa couleur
à la peau, s'il y sejourne, il cause
des élevations & des boutons, il
ne peut être long-tems hors des
vaisseaux qu'il ne se corrompe,
alors il fait des pustules qui supurent, ce même pus se repand
trés-souvent entre la peau & la
surpeau que l'on apelle épiderme,
là il se séche & forme comme des
petites écaillesqui sont semblables
à des dartres farineuses qui tombent avec le tems, mais comme
ces petites coagulations se renou-
vellent toujours, le même accident revient, puisque la cause qui
le produit, subsiste toujours,

Voilà, selon moi, la mecani-

que de cette maladie qui n'est qu'-
une simple indisposition de la peau
& de la surpeau ; pour aproprier
un remede convenable à cette maladie , il faut qu'il soit absorbant
pour détruire ce nitre surabon-
dant & qu'il soit dissolvant pour
fondre les coagulations qui sont
faites, ou qui se peuvent faire dans
la partie , ainsi en dépoüillant le
sang de ce nitre superflu , & en
fondant le sang qui s'est arrêté
dans les glandes de la peau, il faut
de toute necessité que l'accident
cesse & que la peau reprenne son
état naturel.

Cecy ne paroîtra pas hors de
raison , si l'on considere que plus
le sang est subtile , plus il est facile
à être coagulé quand l'air le penetre , comme il arrive à la face
quand , comme il a été dit , il est
impregné d'un nitre subtile , &
qu'il est penetré & touché par le
nitre de l'air qui aide à perfection-

ner les coagulations qui se font à
la face, de même la pleuresie ne
se forme que quand le sang par
une agitation violent, s'est subti-
lisé & rarefié d'une maniere que ses
pores étant dilatez & ouverts, &
qu'alors on s'expose à un air froid
& subtile, qui penetrant facilement dans les pores du sang par
son nitre, y cause une coagulation,
voilà la pleuresie; quoique nous
ayons remarqué que les pores de
la peau sont très serrez, s'il se
trouve un nitre subtile dans le
sang, comme je le supose dans ce
cas, le nitre de l'air, ne laisse pas
de le joindre par la facilité & le
penchant que deux choses semblables ont à s'unir, & malgré la te-
nuité des pores, ils se joignent &
de concert, coagulent le sang &
les liqueurs qui se trouvent dans les
glandes de la peau.

Tout cecy suposé, il faut donc
encore convenir qu'il n'y a qu'un

abſorbant & un diſſolvant bien
aproprié & pris interieurement,
qui puiſſent terminer ces ſortes
d'indiſpoſitions, & en détruiſant
ce nitre, qui à la fin peut cauſer
une migraine & une conſomption,
rétablir l'embonpoint & détruire
la cauſe de la maladie ; l'on ne
ſçauroit diſconvenir que cette maladie ne provienne d'une coagulation des ſucs qui ſe fait dans les
glandes de la peau, & il faut auſſi
tomber d'accord que toutes coagulations ſe font par le moyen
d'un acide.

Ces choſes ſupoſées, il n'y a
qu'un diſſolvant & un abſorbant
qui ſoient capables de détruire
l'acide & de fondre la coagulation; or donc, un remede qui fond
les obſtructions des viſceres, qui
diſſipe les cancers au ſein ; qui détruit les glandes ſcrophuleuſes qui
s'opoſent à la generation de la
pierre, en liquifiant l'humeur qui

lie & qui unit les fables qui fervent à fa fabrique ; un remede,
dis-je, qui peut produire toutes
ces chofes, peut bien plus facilement détruire les embarras qui fe
font formez dans les petites glandes de la peau, car enfin, les grandes & les petites coagulations
n'ont qu'un principe & une même
caufe, ce qui peut détruire les
unes, peut auffi détruire les autres, l'action d'un remede qu s'a-
malgame avec le fang, fe communique en tous les lieux du corps,
où le même fang circule ; or, il
circule par tout, il doit donc fe
communiquer par tout, & par
tout produire le même effet, qui
eft d'abforber & diffoudre.

Il me femble que ce raifonnement, quoique fait fur le champ,
fur la nature de la maladie, & fur
celle du remede qui lui convient
eft fondé fur la raifon, il feroit à
defirer que dans toutes les mala-

dies que l'on traite, l'on fit des reflexions ferieufes fur leur nature & fur leur accidens, & auffi fur les remedes que l'on employe pour les guérir, pour en former enfuite un fifteme raifonné pour ne rien donner au hafard.

## DES MALADIES DES YEUX
### & de la Pefte.

C'Eft une chofe inconteftable que lorfque les fluides circulent en liberté, quand rien de vicieux n'en altere la nature, la fanté eft parfaite.

Il n'eft pas moins vrai que lorf- que la plenitude domine ou que les liqueurs font épaiffies, la cir- culation eft lente, & dans l'un & dans l'autre de ces cas, il fe doit former des embarras & des obftructions dans les vaisseaux les plus fins & les plus subtiles.

Quand la nature des liqueurs est alterée par dissolution & qu'ils sont trop fluides, ils se portent avec rapidité sur les parties les plus foibles & les plus delicates qui s'en trouvent chargées & embarrassées.

Quand enfin les mêmes sucs viennent aigres, salez & piquans, ils doivent irriter, causer des contractions aux fibres & enflammer les parties les plus sensibles.

C'est l'idée que je me suis fait, de la cause de la plûpart des maladies qui affligent les yeux que je regarde comme les parties du corps les plus delicates, les plus foibles, les plus sensibles & les plus exposées.

Les vaisseaux qui se distribuent dans le globe de l'œil & dans les muscles, sont très-fins & très-subtils.

Quand donc la plenitude du sang a engorgé les petits vaisseaux de l'œil & de ses parties, tout se charge, se tumefie & se gonfle ; il coule des larmes qui est la partie la plus fluide des liqueurs qui s'échapent par la compression qu'elles souffrent, le tout est accompagné de pesanteur; douleur sourde & d'une tention inquiétente.

Si le sang est assez visqueux pour engager tous les canaux qui font la distribution pour la nouriture de la partie, il faut que l'œil s'atrophie, & se consome, comme je l'ai vû, & cela faute de recette, ou par privation causée par obstruction.

Quand le sang est trop dissout, les yeux grossissent, sont luisans & douloureux mediocrement; quand enfin le sang est aigre, salé & piquant il cause des irritations, ces irritations des contractions, ces contractions des embaras, épan-

chemens & inflammations qui sont
ensuite la source d'une quantité
d'autres accidens.

Il y a une multitude d'autres
sortes de maladies ausquelles les
yeux sont sujets, mais comme elles
ne regardent que très peu mon sujet, ceux qui voudront s'en instruire auront recours aux Auteurs qui
en ont traité.

Quand donc les fluxions des
yeux sont longues & opiniâtres,
il est à craindre qu'il ne se fasse
une obstruction sur la prunelle &
qu'il ne se forme une cataracte.

Quand le sang & les liqueurs
sont portez aux yeux en quantité,
& que le retour de ces humeurs
occupé, embarassé, comprimé ou
obstrué, alors les yeux s'augmen-
tent en grosseur, & sortent de
l'orbite, c'est ce qu'on apelle l'œil
de bœuf.

Dans ces sortes de maladies,
l'on a toujours recours à la diéte,

aux saignées, aux aplications externes, comme collires, vesica-
toires, emplâtres, ventouses, &c.
cependant, comme je l'ai vû arriver plusieurs fois, ces operations
& ces aplications, quoique très-
judicieuses, n'ont pû procurer
la guérison, & les malades n'ont
pas laissé de languir long-temps
pendant une cure laborieuse &
ennuyante.

Ces considerations & un principe de charité, m'ont obligé de
de faire part au public de ce qui
m'a été enseigné dans ma jeunesse,
par un maître Chirurgien de Paris,
aussi grand par son sçavoir que par
ses éminentes qualitez.

Son nom étoit M. Paris, Docteur en Medecine de la Faculté de
Reims, Chirurgien de longue ro-
be & Professeur.

Ayant donc l'honneur d'être
un de ses disciples, il me mena un
jour voir un de ses malades qui

avoit une fiévre aigue, tranſport
au cerveau & qui enfin tomba dans
une maladie ſoporeuſe ; comme il
étoit en droit d'ordonner & d'o-
perer, il me donna la commiſſion
d'apliquer derriere chaque oreille
du malade un demi cercle de pierre de cautere, ce que je fis, ſelon
l'inſtruction qu'il me donna.

Je vis avec ſurpriſe que le jour
même le malade recouvra la connoiſſance, & à meſure que l'eſcarre ſe ſeparoit & que la ſupuration
augmentoit, la maladie diminuoit,
& enfin il fut aſſez promptement
guéri.

Je témoignai à mon illuſtre
maître ma ſurpriſe, & lui dis que
quoiqu'il y avoit plus de neuf à
dix ans que je voyois travailler,
& que j'avois déja fait pluſieurs
campagnes & voyages, je n'avois
jamais vû pratiquer cette operation, ſoit par modeſtie ou autrement, il ne s'en dit point l'inven-

teur, mais il me dit, employéz-la hardiment à toutes les maladies capitales, mais sur tout souvenez-vous que c'est un très-souverain remede pour les maladies des yeux, des dents & des oreilles, & principalement des yeux; éprouvez la quand vous en aurez l'occasion favorable, & vous verrez la verité; quoiqu'il ne m'expliqua pas la mecanique de cette operation, je ne laissai pas de l'imprimer dans la memoire pour m'en servir à tems : j'eus lieu de la mettre en pratique à Luserne en l'an 1666. étant Chirurgien Major pour S. A. R. pour lors, & à present Roy de Sicile.

Je vis les salutaires effets qu'elle produisoit pour une quantité de maladies differentes.

Mais quand je fus Chirurgien Major pour le Roy de France, de l'Hôpital de Briançon en l'an 1691. ou 1692, il m'arriva un cas

qui merite bien d'être remarqué
& que l'on ne doit point oublier.

Un soldat encore jeune arriva à
l'Hôpital, ayant tout le globe de
l'œil entierement consommé, si
bien que l'on auroit pû sans peine
mettre une grosse noisette dans
l'orbite, dans le fond duquel il ne
paroissoit qu'un peu de chair rouge, cet accident étant arrivé naturellement, sans qu'aucune chose externe y eut contribué.

L'ayant visité, je chargai un
garçon de lui faire aux deux côtez
des oreilles notre operation, sans
lui épargner la peau; & cela à
dessein de lui conserver l'œil qui
lui restoit.

Je passai environ trois semaines
sans songer à ce malade, au bout
duquel tems, je m'informai au
garçon en quel état étoit ce soldat, qui me répondit, il va bien,
sans expliquer rien de plus, ce qui
m'obligea de me faire conduire

dans la salle où étoit ce malade.

Le garçon qui m'y conduit, me fit voir un soldat qui avoit deux yeux bien conditionnez, ce qui me fit dire, ce n'est pas ce soldat que je cherche, c'est un qui avoit un œil perdu.

Ce soldat me répondit, c'est moy, Monsieur, ce que j'avois peine à croire, ce qui m'obligea à lui visiter les oreilles pour voir si on lui avoit fait ces operations, & si on ne vouloit point me tromper.

Je vis les playes encore ouvertes, & reconnus à ma grande satisfaction, que c'étoit le même que j'avois vû il y avoit peu de tems en si pitoyable état.

Il retourna peu après à son Regiment, & toutes les fois qu'il passoit à Briançon, ce pauvre soldat venoit me faire mille caresses & mille remercimens ; si quelqu'un m'eut conté une pareille histoire,

j'aurois peine à le croire, c'est
pourtant une verité, & cela a été
vû de tout l'Hôpital.

J'ai fait depuis cette operation
en bien des occasions & avec beaucoup de confience, & je n'ai point
été trompé; ayant reflechi par quel
moyen ces ouvertures peuvent
produire un effet si salutaire, j'ai
remarqué que le derriere des
oreilles est un émonctoire du cerveau, & par consequent une partie où il se peut facilement former
des embarras, vû la finesse des
vaisseaux, & la pente qu'ont les
émonctoires à être chargez d'humeurs, dans les indispositions où
tout tout ce qui oprime & sur-
chage la nature est en partie dé-
posée dans les glandes & canaux excretoires.

Il passe derriere chaque oreille
un gros rameau de l'artere caroti-
de qui envoye des branches au
globe de l'œil, aux muscles & par-

ties voisines, c'est le seul vaisseau de cette partie qui a un peu de volume.

Or donc, de quelle maniere que ce soit, que les yeux soient ataquez, par exemple, par la plenitude de la partie, par le déchessement de l'œil, quand les vaisseaux sont obstruez ou quand des humeurs âcres causent des irritations ou inflammations, cette operation doit remplir toutes ces indications; en cauterisant les vaisseaux, elle interromp le cours trop abondant des liqueurs, & la douleur que cause cette operation, fait une révulsion salutaire qui detourne le flux des liquides; en délabrant les vaisseaux de la partie par la brûlure, on ruine les obstructions, & la douleur causant une secousse & mouvement impetueux aux esprits, cela suffit pour degager l'obstruction des tuyaux qui doivent s'ouvrir & dilater, en même tems

recevoir

recevoir les liqueurs, qui en re-
prenant leurs cours, doivent faire
ceſſer l'atrophie & même reparer
les humeurs des yeux qui auront
été conſommées faute de recette.

Enfin, quand les yeux ſe trouvent chargez & abrevez d'humeurs âcres, acides & ſallez,
rien n'eſt plus utile que cette operation, car comme il a été remarqué, elle arrête ſur le champ le
cours impetueux des liqueurs & le
malade eſt d'abord ſoulagé.

Mais, comme peu à peu l'eſcarre vient à ſe pourrir, à ſe fondre & à ſupurer, le pus qui s'engendre & qui vient d'une chair
morte, eſt purulent fetide & âcre.

Or, comme les choſes ſemblables & d'une même nature s'uniſſent & ſe joignent facilement, tous
les petits ramaux des vaiſſeaux
qui ont été délabrez par le cauſtic,
leur bouche venant à s'ouvrir
dans la ſupuration de l'eſcarre,

ils déposent tout ce qui se trouve
de vicieux , d'âcre & de sallé dans
la playe qui est abreuvée d'un
suc de même nature , ce qui produit assez souvent des supurations
assez abondantes & toujours salutaires , par cette manœuvre l'on
voit que le sang qui alors est porté aux yeux , se trouvera, & dépu-
ré & filtré , que d'âcre & d'acide
qu'il étoit , il est devenu doux &
balsamique , & qu'il doit seul procurer la guérison , soit enfin par
cette mecanique , qui peut recevoir une autre tournure, & être
expliquée plus sçavament; soit enfin , comme il peut être , les yeux
guérissent de consommez & entierement perdus , ils sont separez,
les goutes serenes se guérissent ,
comme il m'est arrivé il y a peu ,
à la personne d'un Prêtre à qui
je fis faire cette operation par M.
Calcan Me. Chirurgien de Turin ,
qui a vû le Prêtre dont je parle ,

avec un œil beau clair & sans aucune marque exterieure , cependant privé totalement de la lumiere , lequel en peu de tems par
le moyen de cette operation , se
ttouva entierement rétabli.

Que la mecanique de la nature
soit si obscure , en ces cas , qu'elle
ne se puisse expliquer , & que tout
ce que l'on peut dire pour en découvrir la verité , puisse être combatu & même rejetté.

Cela ne diminue rien de sa bonté & des bons effets qu'elle produit
& ne rend pas l'operation moins
estimable ; ce n'est pas dans cette
seule occasion , dans laquelle nous
voyons des effets dont nous ne
pouvons expliquer les causes.

Rien n'aproche plus du miracle que les heureux succès de cette
petite operation , redonner la lumiere à des yeux entierement consommez & deséchez ; dissiper une
goute serenne qui a toujours passé

pour incurable; empêcher le progrès d'une cataracte naissante, & détruire ce qui étoit déja formé sur la prunelle.

Soulager promptement la douleur & l'emporter ensuite en peu de tems.

Dissiper les fluxions, inflammations, opilations & suffocations des yeux sans l'aide d'aucun autre remede, c'est ce qui m'est arrivé plusieurs fois, ce qui est parfaitement connu des Chirurgiens mes confreres, à qui je l'ai communiquée, & qui l'ont comme moi pratiquée dans les occasions, car je crois que personne avant moi ne s'en est servi en ce Pays; cette operation pourroit dans un besoin se faire avec le fer, elle seroit plûtôt faite, moins douloureuse & en même tems moins onereuse.

Elle tireroit du sang qui pourroit bien produire un bon effet & qui seroit plus salutaire en sortant proche de la partie affligée, que les saignées, & des bras & des pieds ; il est très-vrai que si la maladie provenoit seulement de l'abondance du sang qui est porté trop copieusement à la partie, le soulagement seroit prompt & salutaire, & aussi dans les maladies soporeuses, mais à l'exclusion de ces cas, je trouve que la douleur qui dure quelque tems quand la caustic fait son effet, est un remede très prompt, car j'ai vû en plusieurs occasions, qu'une partie des douleurs étoient cessées quand le caustic avoit fait son operation.

L'operation faite par le caustic fournit une plus longue & plus abondante supuration.

La playe est plus longtems ouverte, & la partie affligée peut se dégager à loisir, la supuration & la pourriture de l'escarre, fait une espece d'atraction, elle pompe de tous les tuyaux déchirez & des glandes entammées, les sucs visqueux qui s'y portent, & qui au lieu que cy-devant, ils étoient conduits dans la partie malade, sont obligez de se déposer & de se joindre aux fermens aigres & visqueux, qui se trouvent dans la fonte de l'escarre & dans le pus qui est contenu dans l'étendue de la playe.

Ces raisons me font donc preferer le caustic au fer dans les maladies de la tête & des yeux.

J'ai la même opinion pour ce qui regarde l'operation que M. Alprun Anglois fit faire à Vienne durant la derniere peste dont elle fut affligée.

Croyant donc que le venin pestilentiel qui est entré dans le corps par les pores ou par la respiration, se communique au sang, & que par la voye de la circulation il est souvent déposé aux aines ou aux esselles, **comme émonctoires,**

Il faifoit faire une ouverture
avec le fer & y mettoit un tampon,
& cela aufdites émonctoires pour
empêcher le venin de s'arrêter &
tourner dans les glandes de ſes
parties, où s'y étant arrêté, lui ouvrir un paſſage pour être évacué
& pour l'empêcher de paſſer outre & de ſe communiquer au cœur,
ce qu'il fit ſur lui & ſur ſes amis.

Si l'on confidere l'effet que produit le cauſtic , & que l'on faſſe
un peu de reflexion ſur les remarques que nous en avons faites ,
l'on doit convenir qu'il doit être
préferé au fer dans cette occaſion,
comme dans la précedente.

Que le cauſtic ouvrant les glandes & une aſſez grande quantité
de tuyaux, les humeurs ſont comme ſollicitées à s'y porter & à s'y
rendre.

Que toutes les bouches des vaiſſeaux s'ouvrent confiderablement
par l'humidité que produit la fon-

te de l'escarre, & que par consequent, la supuration sera plus a-
bondante.

Que les vaisseaux qui se dégorgent dans la playe en se vuidant,
obligent les liqueurs qui sont
éloignées, de s'aprocher pour
remplir le vuide, & ainsi successi-
vement, il se fait une atraction
qui tire du centre à l'ouverture les
fluides mal conditionnées.

Cecy me paroît naturel & bien
fondé, car il est icy question d'aider puisamment la nature, qui
dès les premiers jours de l'attaque
de la maladie se trouvant tellement chargée & oppressée, qu'elle se trouve hors d'état de procurer d'elle-même un mouvemens
critique qui soit salutaire.

J'ai vû en mes premieres campagnes d'Allemagne, mourir devant mes yeux des pestiferez avec
des bubons sous les esselles, qui
n'avoient pas eu la force de sortir,

ni de ſupurer ; que ſi ces malades avoient pû trouver un ſecours pareil à celui que je propoſe, ſelon toutes les aparences, le venin qui avoit été pouſſé juſques-là, eût trouvé une iſſuë favorable, ſe fût évacué & n'eût pas retrogradé, comme il fit, pour être conduit au cœur par la voye de la circulation.

Que même cette operation ſe doit faire non-ſeulement quand il paroît quelque élevation ou tumeur aux émonctoires, mais auſſi quand il n'y paroît rien, il ſuffit de ſçavoir que le malade eſt attaqué, & dans l'occaſion, je n'aurois aucun ſcrupule de la faire, même par précaution.

Les maux des yeux m'ont inſenſiblement conduits plus loin que je ne m'etois propoſé, chacun en fera l'uſage qu'il lui plaira & le jugement qu'il voudra.

Ceux qui ſont engagez par de-
N v

voir ou par charité, aux panfe-
mens & au fervice des peftiferez,
n'ont rien à negliger pour fervir
leurs malades & pour leur propre
confervation.

Tout confifte, à mon avis, à
conferver ce qui peut y avoir de
bon dans le fang, & l'augmenter
s'il eft poffible par l'ufage des cor-
diaux, le regime de vivre & le repos de l'efprit.

A détruire ce qu'il y a de mauvais qui fert de difpofition pour
contracter le mal qui regne ; à
porter fur foi & garnir les émonctoires d'amulettes, qui ayent la
vertu d'écarter & d'éloigner du
corps l'air infect qui l'environne,
comme feroit du mercure crud,
qui en formant un tourbillon de
vapeurs autour du corps, empê-
cha l'entrée de l'infection.

Et pour procurer la fortie du
venin quand il a penetré dans le
corps, par la refpiration ou par

les pores , en lui ouvrant des voïes
libres & aifées , particulierement
dans les lieux où la nature a coû-
tume de pouffer, d'expulfer & dé-
pofer ce qui l'oprime , & ce qu'il
y a de fuperflu & d'impure , comme font les émonctoires qui fervent
d'égouts & de dépuratoires , aux
principes , au fang & aux liqueurs,

Que les émonctoires ainfi ouvertes par le cauftic, après la chute de l'efcarre , doivent être pouf-
fées avec des tentes pour empêcher la réunion , caufer irritation , inflammation , embarras ,
dépôt d'humeurs & grande fupuration , les panfer fouvent , les
toucher, les fonder , obferver enfin une methode toute opofée à
celle que nous pratiquons dans
le panfement des playes , les tenir ouvertes jufqu'à ce que la dé-
puration des liqueurs foit accom-
plie , ce qui fe pourra remarquer
par l'abfence des accidens & par

la bonne difpofition du malade
à qui ces cauteres douloureux
doivent procurer une abondante évacuation du virus peftilen-
tiel, plus utile, fans comparaifon,
que ceux que l'on peut évacuer
l'action des purgatifs qui ont peu
de prife fur ces fermens, & qui é-
vacuent fans diftinction & indiffe-
remment le bon & le mau-
vais, au lieu que par cette voye,
la nature filtre par ces ouverures
feulement ce qu'il y a de mauvais
& d'impure dans les liqueurs, é-
pargnant ce qui eft bon & utile;
cette operation & cette maniere
de panfer eft autorifée par l'exemple des bubons veneriens qui fu-
purent, qui font ouverts avec le
cauftic, de la même maniere, &
traitez & panfez de la même façon
qui ne manquent point de procurer avec un peu de tems, la def-
truction & l'expulfion du virus
qui avoit infecté le fang, l'expe-

rience journaliere doit convaincre un chacun de cette verité très
connuë des Praticiens.

Tant que le virus, de quelque
nature qu'il ſoit, n'a pas attaqué
les parties ſolides, & qu'il nage
encore dans les fluides, il ſuffit,
me ſemble, de lui ouvrir des voïes
& de provoquer un mouvement
critique, d'exciter, par exemple,
dans la verole, au lieu d'un flux
par la bouche, un flux par des
glandes ouvertes & par un émonctoire; ouvrir les vaiſſeaux dans
lequel le virus eſt contenu, & par
leſquels il peut ſortir naturellement, ſans tumulte & ſans violence, ouvrir enfin une porte à
l'ennemi par laquelle il ne peut
ſe diſpenſer de ſortir ſeul.

L'on doit ſupoſer, que ſur les
autres fermens, il en doit faire la
même manœuvre, car la nature
eſt uniforme dans ſes operations,
& n'a qu'un même mecaniſme.

Quoique l'on ait cy-devant posé en fait que cette operation doit
être préferée aux purgatifs, ceux
cependant qui sont mélées avec
le mercure crud, peuvent être
employées très-utilement, dans la
cure de tous les maux contagieux,
par les raisons exposées dans le
traité du mercure.

L'on pourra me dire, que si la
peste se communique, comme il
y a de l'aparence, par une four-
miliere de petits vers ou d'œufs de
vers, si l'on panse souvent les ouvertures que l'on aura faites, il
entrera de ces vers ou leurs
semences qui écloront dans les
ulceres & se communiqueront au
sang, aux humeurs & aux principes.

Je répond, que je supose que
le malade doit prendre du mercure crud par la bouche, mélé
avec des purgatifs, dont une partie s'associe avec la lymphe, cir-

cule avec elle, & par conſequent,
ſe commuique aux ſucs & aux humeurs qui ſe dépoſent dans les ulceres , le pus étant imprimé des
parties les plus volatiles du mercure , détruira les vers & les ſe-
mences de vers , que l'air aura introduit dans les ulceres.

Je ſupoſe de plus, que le malade portera ſur lui des amuletes
du même métail , dont la vapeur
qui en émane , doit écarter & ruiner tout ce qu'il y aura de contagieux dans l'air qui environne le
corps ; que ce commerce & cette
union de particules mercurieles ,
qui ſe fait du dedans au dehors ,
du dehors au dedans , doit en peu
de tems, faire la ruine totale des
fermens malins , vicieux & contagieux, de quelque nature qu'ils
puiſſent être, mais il faut connoître le mercure à fond pour entrer dans ce ſentiment & goûter
ce raiſonnement.

## DES TUMEURS ENKISTE'ES.

L'Experience m'a fait voir par plusieurs reprises que les tumeurs, pour la plûpart & qui sont très-communes en ce Pays, sont faites par congestion, enkistez & froides de leur nature.

Pour être convaincu de cette verité, l'on n'a qu'à examiner la nature de l'air qui domine le plus, des alimens, des eaux & des mœurs.

L'air du Septentrion que l'on apelle dimezanore, est plus commun, & avant que d'arriver jusqu'à nous, il passe sur quantité de mers, de lacs, de rivietes, d'étangs &c. par lesquels il se charge de quantité de vapeurs, qui n'ayant pas la liberté de s'étendre & de se dilater, il est coulé jusqu'à nous dans un espace que la figure des

lieux rend ferré, & cela par les
montagnes qui font à droite & à
gauche, & qui forment comme un
grand canal, dans lequel cet air &
fes vapeurs s'engendrent & qui venant aboutir, contre des montagnes très-hautes, comme celle de
Monvics & fes voifines, ne pouvant
paffer outre, fe trouve arrêté dans
le Piémont, où il a tout le tems d'y
être refpiré & d'y produire des effets fenfibles fur les corps, même
les plus folides, comme l'experience en fait foy, les alimens y font
gras, nouriffans & vifqueux, les
eaux y font pefantes & limoneu-
fes, elles aprochent de la nature
de l'air qui n'eft qu'une eau fubti-
lifée.

Toutes ces chofes confiderées,
il ne faut pas être furpris de voir
icy, tant de gorges groffes, tant
d'obftructions, d'opilations, d'humeurs froides, de loupes, de foi-
bleffes d'articulations, de jambes
tortues & enflées.

La quantité d'aliment trop nou-
rissante, la vie sedentaire, où les
gens un peu commodes s'aban-
donnent, avec ce que l'on a déja
remarqué cy-dessus, doit aussi
contribuer à épaissir le sang & les
autres liqueurs, & rendre leurs
mouvemens lents & tranquilles,
qui causent à la suite un nombre
d'infirmitées.

Mon dessein n'est pas de m'é-
tendre sur les maux qui ne sont
pas du ressort de la Chirurgie,
mon peu de capacité s'y opose ; je
me borne à ce qui m'est connu, &
aux remarquesque j'aipû faire par
une longue pratique & par plusieurs experiences.

Le gouetre ou broncocelle qui est
si commun en ces quartiers & qui
attaque particulierement le séxe,
fournit une indication, par laquelle l'on peut juger que les autres
tumeurs participent plusou moins
de leurs nature, ce qui doit nous

conduire à former un sisteme qui nous donne une idée des tumeurs qui se forment dans toutes les differentes parties du corps qui ne sont pas accompagnées d'inflammation, qui sont indolentes & ordinairement enkistées.

Le kiste de ces tumeurs, n'est autre chose que la membrane de la glande dans laquelle l'obstruction a commencé, & dont le canal excretoire est occupé par quelque viscosité, elle ne laisse pas de recevoir les sucs, qui ne trouvant point d'issue libre, ils s'y arrêtent, la glande se tumefie, sa membrane s'élargie, obéit & s'étend.

Voilà le principe d'une tumeur qui d'abord est très peu de chose, mais qui peut venir considerable, si cette premiere glande continue à grossir, alors elle cause une compression aux canaux excretoires des autres glandes ses voisines qui

comme la premiere recevant toujours, & ne se vuidant point, il
se forme des plotons de tumeurs
qui peu à peu, engagent toute
une partie.

Suivant ce principe, c'est donc
la viscosité des sucs & la consistan-
ce des liqueurs épaissies, qui ne
pouvant continuer leurs routes,
sont obligez de s'arrêter, de s'y
augmenter, d'y sejourner & ensuite de s'y aigrir quelque fois à
un dégré qu'il se fait une coagulation universelle dans toutes les
parties voisines, comme il est arrivé à feu M. le Comte la Valledise
& quelques années après à M<sup>e</sup>. son
épouse.

Ledit Seigneur étant en campagne, dépourvû de gens capables
pour le secourir dans une obstruction qui se forma au mesentere,
qui peu à peu vint d'un grosseur
monstrueuse, enfin plus gros que
la tête d'un homme, toutes les au-

eres parties du bas ventre atta-
quées du même mal , & le tout
dure comme une pierre, les vaiffeaux fpermatiques ,toutes les aines, le fcrotum & les tefticules
auffi plus gros que la tête ; ces ef-
froyables coagulations ne purent
ceder à aucun remede , les con-
fultations que l'on fit où j'ai affif-
té , n'ont fervies qu'à nous remplir d'étonnement.

Madame fon époufe quelques
fept à huit ans après , fut auffi
attaquée d'une tumeur a un bras
qui fut , & negligée & mal panfée
qui enfin eft venu bien plus gros
que la tête , l'on me la fit voir
dans le tems que cette effroyable
tumeur, par fa groffeur, par fon
poids & par le tiraillement qu'elle caufoit aux tegumens du pli du
coude , y caufoit un étranglement
qui menaçoit l'avantbras de fuffo-
cation & de tomber en gangreine,
ce qui obligea M. Verne & moi

d'ouvrir la tumeur qui fournit une abondance de lymphe & de sang, qui en huit jours termina la vie de la maladie.

Voilà le mari & la femme qui ont fini par une semblable maladie en differentes parties ; il y a quelques aparences que les dispositions naturelles de ces deux personnes ont contribuées au progrès de ces maladies, il y a beaucoup d'aparence aussi que l'on se seroit oposé à ces prodigieux évenemens si l'on eût employé de bonne heure un bon dissolvant & un puissant absorbant pris interieurement, & un fondant & diaphoretique extetieurement.

C'est une chose ordinaire, que l'on ne fait cas des maladies de cette nature, que quand elles sont parvenues à un degré où l'on a tout à craindre & peu à esperer, qu'on les neglige dans leur principe, ou qu'on les traite avec nonchalance, ce qui arriva à feu M. Vion, homme commode & bon bourgeois, que je vis il y a plus de trente-cinq ans, avec une eſpece de loupe groſſe comme un œuf au milieu de la ſuture lamb-doïde, que je conſeillai de faire arracher de bonne heure, mais un docteur ſon ami, d'ailleurs très-habile homme, s'y opoſa.

Elle vint à la ſuite d'une groſ-ſeur monſtrueuſe, enfin groſſe comme un ſeau, il portoit ce far-deau ſur les épaules, allant tout vouté, à la fin la gangreine y ſur-vint; il me fit demander avec M. Engleſio ſon Medecin, je lui fendis cette tumeur en quatre, elle étoit remplie d'une prodigieuſe quan-tité de veſicules groſſes comme des noix, pleine d'une lymphe épaiſſe, le tout indolent, il falloit mettre la main dans cette tumeur comme dans un ſac pour en tirer tous ces pelotons, il ſe fit une très-

grande évacuation de lymphe é-
paiſſie ; la tumeur en trois ſe-
maines vint preſque à rien, mais
cependant cette grande ſupuration qui lui avoit cauſé l'épuiſe-
ment aux vaiſſeaux, ſelon toutes
les aparences pomperent le plus
fluide de ces matieres, ſon ſang
ſe derangea, il lui ſurvint une fiévre & il mourut, quand ſa loupe
fut preſque guérie.

Voilà la concluſion de ces tumeurs negligées & mal panſées, à
ces exemples, je dois encore y
joindre celle du ſieur Scanagat,
marchand de fer, pour lequel j'ai
conſulté.

Il lui vint une tumeur indo-
lente à la partie poſterieure d'une
cuiſſe, qu'il porta quelque tems
ſans y rien faire, quand elle fut
plus groſſe que la tête, que par
ſon poids, l'action de la partie é-
toit comme abolie, il courut au
conſeil & aux remedes, les fomentations

tations qu'on lui; avoit fait étant inutiles, puisqu'elle croiſſoit viſiblement; l'on reſolut de l'ouvrir, ce qui fut fait par M. Moron ſon Chirurgien.

Ce qui rempliſſoit ce gros volume, n'étoit que des matieres platreuſes, ſur leſquelles les remedes ne pouvoient agir, on eût recours aux corroſifs; on en fit ſortir en quantité, mais quand ce qui étoit attaché aux gros vaiſſeaux, vint à ſe ſeparer, il arriva ce que j'avois prévû, une hémorragie qui emporta le malade en peu de jours.

Ces quatre funeſtes exemples doivent ſuffire pour obliger, & les malades & les Chirurgiens à ne pas negliger les tumeurs indolentes dans leurs principes, l'indolence de ces tumeurs eſt le boureau des malades; elles ne font point de mal, à quoi bon y rien faire, il faut attendre, elles s'en iront.

Mais aussi doit-on se taire sur la maniere dont l'on traite ces maladies, dont les malades sont souvent rebutez, par le peu de fruit que les remedes qu'on leur fait a produit.

C'est toujours les émoliens que l'on employe sur les tumeurs dures qui ramolissent la peau, & ne font rien à la tumeur.

L'on ne tire aucun benefice des purgatifs, ce n'est point icy l'abondance des humeurs qui fait le mal, ce sont leurs qualitez que les purgatifs ne corrigent point, & l'on tire encore moins de profit des saignées, si l'on se donne la peine de considerer, que c'est le seul épuisement des liqueurs qui est la cause essentielle de ces maladies, l'on conviendra que c'est aux dissolvans ausquelles

l'on doit avoir recours, ſi l'acide qui domine a cauſé cet accident, il faut détruire cet acide
avec un abſorbant.

Si l'on applique un remede externe, il faut qu'il ait la vertu
d'ébranler & de mettre en mouvement des matieres qui ſont en
repos, il faut pour cela les fondre
& les ſubtiliſer, ce qui peut ſe faire avec les diaphoretiques, les fon-
dants & les réſolutifs ; ainſi par les
remedes internes & par les externes, l'on redonne aux liqueurs
la fluidité qu'ils ont perdues, elles rentrent dans le commerce de
la circulation, il s'en diſſipe par
les pores & la tumeur diſparoît.

Ce qui cependant autoriſe l'u-
ſage des émoliens, c'eſt la coû-
tume, & une eſpece d'aparence
de raiſon qui ſemble indiquer que
ſur une tumeur dure, il faut mettre une choſe qui ramolit ; mais
pour faire une judicieuſe aplica-

tion des remedes, il faut connoître la differente nature des maladies & de leurs causes.

Par exemple, l'anneau du peritoine est dilaté, l'intestin ou l'é-
piploon se presente & forme une
tumeur dans l'aine, que l'on nomme pour le premier bubonocelle,
& pour l'autre épiplocelle, l'anneau cause une compression douloureuse & une dureté qui resiste.

Alors l'usage des émoliens est
utile, l'émolient penetre facilement les simples tégumens & se
communique jusqu'aux fibres de
l'anneau, qui se relachent & qui
cedent à une legere compression
que l'on fait pour reduire ou l'intestin ou l'épiploon & la tumeur
disparoît.

Mais si l'intestin est tombé dans
le scrotum, il forme l'enterocelle
qui est une tumeur très-grosse &
très-dure, en ce cas, les émoliens
sont très-pernicieux, comme je

J'ai fait voir dans un Traité que j'ai fait sur cette maladie, dans la naissance des tumeurs, lorsque la matiere qui les causent n'a pas eu le tems de s'endurcir, elle peut transpirer par les pores qui seront dilatez par les émoliens, comme aussi de celles qui se font avec promptitude, qui n'est autre chose que des liquides qui s'éhapent des vaisseaux qui ont une substilité & une fluidité qui peuvent se faire une issue par les porositez, pour peu qu'ils soient disposez à s'ouvrir par la chaleur d'une fomentation ou de quelqu'autre application.

Mais dans les tumeurs qui viennent peu à peu, & qui ont acquis un certain volume & une certaine dureté, les émoliens sont sans effet.

Il est bien vrai que quand elles sont dans l'état de celles dont nous avons parlé cy-dessus, il n'y a point de remedes qui puissent

procurer la guérison, la compression qu'elle cause aux vaisseaux
sanguins déprave la circulation
dans la partie, & est souvent la
source de bien des maux,

Si l'on met les matieres qui les
remplissent en mouvement, elles
se corrompent, alterent les lieux
de leurs sejours, & ne font jamais
qu'une vicieuse & imparfaite supuration.

L'on ne peut donc rien attendre que de funeste de l'ouverture
que l'on est obligé, malgré soy,
de faire à ces prodigieuses tumeurs
qui jettent le malade dans l'épuisement par la quantité prodigieuse des bouches & orifices de vaisseaux & tuyaux qui sont ouverts,
dans une tumeur si étendue, d'autant plus que tous les canaux qui
portent les liqueurs dans les tumeurs de ce volume, sont tous
dilatez, étendus & larges, c'est
ce qui fait que les tumeurs étant

ouvertes, il ſe fait une évacuation & une perte conſiderable des ſucs & des liqueurs qu'ils contiennent ce qui aide à terminer prompte-ment la vie du malade.

L'uſage des émoliens & des fo-mentations chaudes contribue à la dilatation des vaiſſeaux & à les rendre même variqueux, & ſouvent ces remedes, qui cauſent toujours quelque mouvement aux liqueurs, & y excitent une eſpece de fermentation, qui cauſant une dilatation aux liqueurs, elles s'échapent & cauſent une eſpece d'inondation dans la tumeur qui trompe aſſez ſouvent les plus é-clairez, qui croyent qu'il ſe fait une ſupuration loüable & ſalutai-re, & finalement l'on connoît que rien de ſemblable n'eſt arrivé, ce ſont des liqueurs qui ſe corrom-pent & qui ſont incapables de venir jamais dans une veritable-maturité.

O iiij

Après avoir fait voir ce qu'il faut éviter, il faut voir ce qu'il faut faire, & ce que l'experience nous a dicté, & nous a enseignée; c'est sur quoi est fondée ma foible theorie, & sur quoi roule tout mon raisonnement.

Quand il commence donc à paroître une tumeur en quelque partie du corps, insensible, sans rougeur ni chaleur, l'on doit juger qu'elles sont de la nature de celles dont est question.

Souvent une simple emplâtre de diabotanum les dissipent en peu de jours, & si elle paroît un peu rebelle, l'on y doit mêler un peu de sel d'Aqui & à son défaut du sel Amoniac, l'on en verra l'effet qui sera prompt & salutaire.

Si ces sortes de tumeurs ont acquis un certain volume, l'on doit mêler quelques astingens à ladite emplâtre, qui en causant un peu de contraction aux fibres

de la peau & du kiste, dimi-
nuent le volume des vaisseaux,
causent une expression qui fait
qu'il se porte moins d'humeur à
la partie, & qui obligent même
ce qui est déja épanché, de rentrer
dans le commerce des liqueurs, vû
que les dissolvans leurs ont ren-
dues leurs premieres fluiditez.

C'est donc ce qu'il faut faire
promptement, car si ces liqueurs
ont le tems de s'épaissir, ces remedes ne peuvent qu'empêcher
qu'il ne s'en porte à la partie une
si grande quantité, mais pour
rendre ces sucs fluides & dissiper
la coagulation, l'on peut employer les dissolvans pris interieurement, comme un mercure bien
préparé & mêlé, ou incorporé
avec des legers purgatifs.

Si ces tumeurs ne cedent à ces
simples remedes, ce qui m'est
arrivé très-rarement, & si ces
tumeurs sont ou deviennent en-

suite scrofuleuses, rien n'est plus
salutaire que la salvation, c'est
le dernier remede auquel l'on
doit avoir recours pour détruire
entierement la cause anteceden-
te & la conjointe, fondre les obstructions du mesentere qui accompagnent presque toujours ces
maladies, en detruisant le ferment acide qui domine.

J'ai observé que quand les tumeurs sont grosses & dures, l'u-
sage du mercure pris en pilulles
fait un effet très-salutaire, il y a
peu de duretez qui puissent re-
sister à son action, comme il s'incorpore avec la lymphe qui est
portée & chariée dans les parties les plus solides pour les nou-
rir ; le mercure écarte, brise &
separe les parties des humeurs
qui se sont unies, l'ébranlement
& le mouvement qu'il cause aux
humeurs, en excitant une espece
de fermentation, il se fait une

loüable fupuration, c'eft ce qui
m'eft arrivé plufieurs fois.

Quand la tumeur eft groffe &
molle; le mercure pris comme
j'ai dis, a peu ou point de prife
fur les humeurs de cette nature,
il n'y a prefque que l'épuifement
que caufe le flux de bouche, qui
les puiffent terminer, ce qui eft
même fujet à quanquer.

Du tems que j'étois à Briançon, un foldat nous fut conduit
avec une tumeur molle aux lom-
bes groffe comme une petie hôte,
je n'ai jamais vû une tumeur plus
monftrueufe, tout fut mis en œu-
vre, mercure, falivation, &c.
fans aucun fruit, &. le malade
mourut de gangrenne.

J'ai crû être obligé de faire
part au public des obfervations
que j'ai faites fur ces fortes de
maux, en blamant le trop fre-
quent ufage des fomentations
chaudes, & des émoliens qui ne

O vj

laiffent pas de convenir dans plufieurs occafions, tout confifte à
en faire une judicieufe application ; je defire que mes reflexions puiffent produire quelques avantages aux pauvres malades pour lefquels j'écris toujours, malgré mon âge de 70,
ans & mon peu de capacité,

## LETTRE.

## MONSIEUR,

ETant enfin revenu depuis
deux jours de Nice où nous
avons refté quelque tems pour y
attendre notre Roy & notre Reine retournant de Sicile, j'ai
trouvé chez moi deux de vos Lettres, une du 26 Juillet & l'autre
du 5 Août ; je me donne, Mon-
fieur, l'honneur d'y répondre en
vous remerciant en même tems

des imprimez du sieur Gaëtano
Bortoli, bons, à la verité, pour
aider à établir solidement nos
opinions, sans m'étendre d'avantage sur les louanges qu'ils meri-
rent; je viens au fait touchant
votre question, pour satisfaire en
même tems la curiosité du sieur
Bocasini.

Quoique dans le cours de mon
Ouvrage, je me sois servi du mot
d'escarre, j'ai pourtant protesté,
que c'est un terme d'usage dont
tout le monde se sert improprement, ayant toujours cru que la
balle qui passe dans quelque partie que ce soit, ne peut faire d'escarre, mais bien quelque chose
d'aprochant; il n'y a que ce qui
brule qui fasse escarre, la balle
ne brule point quand elle sort
d'une arme à feu, puisqu'on la
peut prendre avec la main sans
se bruler, donc elle ne fait point
d'escarre.

La violence de la poudre la chaſſe avec effort & ne la touche point, la promptitude avec laquelle elle paſſe dans l'air, qui s'opoſe à ſon action, l'échauffe, mais elle ne l'enflamme pas, une balle ou unepierre tirée avec un arc contracte dans l'air la même chaleur, & produit ſur les parties le même effet.

Quelque choſe d'aprochant de l'eſcarre ne ſe fait qu'à l'entrée & à la ſortie de la balle; vous me demandez, Monſieur, pourquoy non dans tout ſon trajet.

Si les parties de notre corps avoient toutes la même ſtructure & fuſſent toutes de la même nature, la balle feroit ſur elles la même impreſſion.

La peau eſt un tiſſu particulier compoſé de fibres longs, ronds, droits, obliques, circulaires & tranſverſes, elle eſt percée par un nombre infini de por-

res qui ont tous chacun une petite glande, un vaisseau lympha-
tique & un canal excretoire, les
fibres nerveux & les vaisseaux,
font une trame très-fine, seche &
serré, ce qui forme une membrane
grosse & sensible qui est le siege du
tac & qui couvre tout le corps;
c'est donc par la quantité de ces
fibres nerveux qu'elle a le sentiment si vif, & que l'ame est a-
vertie du lieu où la moindre chose
la pique.

Quand cette trame a été divi-
sée ou dechirée, soit par une balle
ou un instrument tranchant, sa
propre substance ne se repare
plus.

Il se forme une cicatrice par
l'aide du suc nouricier qui fait
l'office de la peau, mais qui n'a
ni la couleur ni structure de la
peau, étant plus dure, plus iné-
gale & moins sensible qu'elle est
semblable du plus au moins, au

calus qui se fait dans les fractu-
res & perte de substance, des os,
cela posé en fait, il n'est pas difficile de voir qu'une balle ronde
ou carrée qui la perce, doit causer
un dérangement beaucoup plus
grand que dans des parties molles, comme les muscles qui n'ont
qu'une, deux ou trois sortes de
fibres qui ne font aucune resistance, qui obéïssent, ployent & se
couchent aux passages des balles,
& qui même souvent, quoiqu'elles
s'y fassent un trajet, n'y laissent
aucune mauvaise impression, la
peau fait une espece de resistance
à l'entrée & à la sortie de la balle.

Quand la balle entre dans un
membre, comme la peau est sou-
tenue par les muscles, elle fait
seulement un trou proportionné
à sa grosseur, & brise & déchire
une mediocre quantité de fibres.

La balle dans sa sortie trouvant la peau sans aucun apui, la

souleve, en la pouſſant de l'interne à l'externe, du dedans au dehors, n'étant ſoutenue par aucun corps, ni mol ni ſolide, elle écarte & déchire une plus grande quantité des fibres de ſa ſubſtance, ce qui fait que la ſortie de la balle, eſt toujours plus grande que l'entrée.

Si la balle faiſoit eſcarre à l'entrée & à la ſortie, elle devroit, à plus forte raiſon, en faire dans l'étendue de ſon trajet, par rapport à la délicateſſe des chairs, cependant depuis que j'ai pratiqué ma nouvelle methode de panſer les playes ſans tente, je puis bien aſſurer avec verité, n'avoir jamais remarqué aucune ſupuration d'eſcare dans toutes celles que j'ai panſées, quoiqu'il y en ait eu beaucoup qui avoient un très-grand trajet.

Quand une balle paſſe dans un muſcle ſelon la rectitude des fi-

bres, elle n'y fait qu'une très le-
g re impreſſion; quelque long que
ſoit ſon trajet, quand une balle
traverſe un muſcle; elle dechire
les vaiſſeaux ſanguins qui ſe rencontrent dans ſa route, & ſupri-
me en même tems l'hémorragie;
voilà ce qui a fait croire à preſque tous les Chirurgiens que la
balle cauteriſoit, puiſqu'elle ar-
rêtoit le ſang, mais ſi l'on ſe donne la peine d'examiner que la balle
qui paſſe dans un membre, tant
par ſa figure, que par l'activité de
ſon mouvement, ne fait autre
choſe que de coucher les fibres
des muſcles & des vaiſſeaux ſanguins, de les reployer & coler
les uns ſur les autres, & tenus
ainſi comme attachez par cet admirable glue, ou ſuc nouricier,
juſqu'à ce que la nature d'elle-
même, à l'aide cependant du
reſſort des parties ; les relevent
pour les réunir, ce qu'elle fait ſi

on la laisse agir avec toute sa
sagesse & toute sa liberté.

Si la chose est ainsi, comme il
y a toute aparence, la balle ne
fait pas d'escarre.

Si la poudre, ou l'action, ou
l'impulsion violente par laquelle
elle passe dans l'air, étoit capable d'enflammer une balle de
plomb ; elle fonderoit une balle
de cire mise dans un calibre à sa
place, ce qui pourtant ne se fait
pas, puisque l'on prétend qu'elle peut non-seulement percer le
corps d'un homme, mais passer
au travers d'une planche de bois,
elle ne brule donc pas, elle ne
fait pas escarre.

Venons au fait, & touchons
la chose par les maximes de la
pratique & de l'experience.

La supression de l'hémorragie
a fait croire jusqu'icy, que la
balle faisoit escarre, & qu'il fal-

loit que cette escarre se separa par
une bonne supuration, avant que
la playe pût être réunie.

Pour donc laisser un chemin
ouvert à la fonte de cette prétenduë escarre, il falloit mettre une
tente à l'orifice de la playe, si
elle n'en avoit qu'une, & deux
si elle en avoit deux.

Ces tentes ou cette tente ; en
tenant le trajet de la balle ouvert
& les chairs écartées les unes des
autres, quand au bout de quelques jours, le mouvement de ressort, le cours des esprits & des liqueurs, venant à relever les fibres
couchezdesvaisseaux ouverts dans
le trajet, il faut que les liqueurs
s'échapent dans la cavité de la
playe, quand on ôte les tentes
il sort du sang ou du pus, voilà
ce que l'on appelle la chute de
l'escarre, ce que l'on devroit nommer la chute de la raison de l'ope-

rateur, & non pas la chute de l'escarre.

Il est facile de voir, Monsieur, que le frotemement seul des tentes est capable d'user & de détruire l'extremité de ces fibres qui tenoient couverts & bouchez les orifices des tuyaux ouverts & vulnerez, comme aussi qu'il ne se fait ni ne se doit faire qu'une très-mediocre supuration, & souvent point du tout dans l'interieur des playes de feu, si elle n'est excité par l'irritation des tentes & par les frequens & indiscrets pansemens.

Vous me direz peut-être, M. qu'en rejettant le terme d'escarre, je dois en substituer un autre à sa place, il n'est pas facile d'expliquer ce que je pense de cette prétenduë escarre dans un seul mot, puisque je regarde cela comme une complication de con-

tuſion, de ſolution, de continuité
& de déperdition de ſubſtance
ſeulement à la peau.

La contuſion eſt évidente, la
ſolution de continuité inconteſtable, la déperdition de ſubſtance viſible, non que la balle faſſe
à la peau ce qu'elle fait ſouvent
à l'habit dont elle emporte la
piece.

Mais elle uſe & détruit ce qu'-
elle touche de la peau, mais encore quelque choſe des parties ad-
jacentes: particulieremet à la ſortie.

Je crois ſuperflu de vous marquer icy, quelle eſt la mecanique
de la nature dans ces ſortes de
playes, quad elle agit ſans contrainte, j'entens ce qui ſe paſſe
dans les eures de feu, qui ſe guériſſent ſans chute d'eſcarre & ſans
ſupuration, c'eſt une matiere
que j'ai comme épuiſée dans les
lettres précentes que j'ai eu l'hon-

neur de vous écrire ; ceux qui auront envie de le sçavoir y auront
recours, cependant obligez-moi
de me croire très cordialement,
Monsieur,

Votre très-humble & très-
obéissant Serviteur,
BELLOSTE.

*de Turin ce*
1714.

# DEUX LETTRES

## DE M. BELLOSTE,

Premier Chirurgien de feuë Madame Royalle Doüairiere de Savoye.

*Ecrites à M. Antoine Boccani, en conformité de ses sentimens & contre ceux de M. Pandolfe Maravillia.*

Touchant la maniere de panser les blessures selon la Methode du fameux M. Magati.

*Traduites de l'Italien.*

### PREMIERE LETTRE.

J'Ai reçû, Monsieur, vos secondes observations sur les fautes qu'on fait dans la cure des ulceres,

ulceres, j'en fuis redevable au celebre M. Sancaffani, j'y ai vû vos
maximes folidement établies &
défendues ; Et comme je me trouve intereffé dans cette affaire , je
me fuis déterminé ; malgré la re-
folution que j'avois prife de ne
plus écrire , de faire en cette occafion ligue avec vous , pour ani-
mer votre zele ; prendre part à la
bonne caufe que vous avez em-
braffée , & vous témoigner en
même tems , le plaifir que j'en ref-
fens. Je croyois avoir fatisfait à
mon devoir , en donnant au public le fruit d'une infinité d'experiences & de reflexions que j'ai eu
occafion de faire ; & je vous avoue
franchement qu'il m'a paru tout-
à-fait extraordinaire qu'après 20
ans écoulez , fans qu'aucun Pro-
feffeur de l'art fe foit avifé de me
cenfurer, il s'éleve aujourd'hui un
jeune homme qui ait la temerité
d'entrer la-deffus en lice avec

vous. Mais cet agreſſeur ne doit point vous faire de la peine ni toubler votre repos, puiſque vous avez de votre côté un homme auſſi apliqué & auſſi éclairé qu'eſt M. Sancaſſani. Si M. Maraviglia votre adverſaire s'étoit donné la peine de lire la traduction que M. Sancaſſani a voulu faire de mon Livre, & s'il avoit fait attention aux remarques qu'il y a ajouté, aux aforiſmes qu'il a publiez & aux experiences qu'il a miſes en évidence; je ſuis très-aſſuré que le deſſein qu'il s'eſt propoſé de contredire, le ſeroit entierement évanoui. Au reſte, permettez-moi de remonter à la ſource de cette diſpute; ce n'eſt pas pour en tirer vanité que je le fais, mais ſeulement pour vous aider à vaincre l'opiniâtré de votre antagoniſte.

Je vous direz, Monſieur, qu'après une aplication ſérieuſe &

un travail assidu de plusieurs années, ayant pardevers moi quantité d'experiences, & me trouvant
muni d'un grand nombre d'observations & de reflexions judicieuses, je formai le projet d'attaquer & de combatre les tentes &
la maniere ordinaire, mais douloureuse de panser les blessez.
C'étoit justement dans un tems
où il n'y avoit qu'une seule pratique en usage dans toute la Chirurgie, & directement oposée à
celle que je voulois introduire;
cependant je ne perdis pas cou-
rage, je pressai mes coups & en
abandonnai l'effet à la fortune.
Vous savez, Monsieur, combien
elle favorisa une entreprise dont
la justice apuyoit la hardiesse, &
quel sucès avoient mes attaques.
Les morts & les vivans se decla-
rerent pour moi; & parmi ceux-
ci, votre celebre M. Sancassani
embrasse avec chaleur le parti de

cette nouvelle methode. Il donna le magnifique titre de *Chiron dans le Camp* à mon pauvre Chirurgien d'Hôpital, dont on a fait en France deux éditions fort bien recûes en 1696 & 1705. on en fit en Hollande une traduction, en sorte qu'en 1710. cet Ouvrage y avoit déja été imprimé quatre fois : je l'ai même eu entre mes mains traduit en Allemand, & je viens d'aprendre qu'il l'est aussi en Anglois. Enfin le sage Magati resté & enseveli dans les tenebres de l'oubli pendant un siecle entier, en sort aujourd'hui par les soins de M. Sancassani, & vient se placer à la tête de notre parti & en être le heros, cependant malgré des préventions fortes & favorables à notre methode, il se trouve encore des Professeurs entêtez de l'ancien abus, pour nous obliger d'en venir aux mains avec eux ; si quelqu'un en doute, il n'a qu'à

voir votre adverſaire , qui dans un
petit nombre de pages , prétend
renverſer ce qui eſt generalement
reçû , aprouvé & pratiqué, S'il
prétendoit par un tel combat ſe
faire de la reputation, qu'il me ſoit
permis de lui repreſenter que pour
parvenir à ce but , il devoit opoſer raiſons à raiſons , experiences
à experiences & autoritez à autoritez. Pour empêcher la ruine &
la chute de ſon ſiſteme , il falloit
qu'il employàt comme nous , des
faits inconteſtables & non des vai-
nes ſophiſtiqueries , mais briſons
là-deſſus & venons au fait.

Comme deux cuiſſes percées
par des balles de mouſquet ont
été les premieres bleſſures qui
nous ont fait apercevoir à vous &
à moi combien l'uſage des tentes
étoit nuiſible; attachons-nous à
à conſiderer une balle qui pouſ-
ſée par une arme à feu s'eſt in-
troduite par la violence de ſon

mouvement dans l'interieur de la partie charnue d'une cuisse, d'autant plus que c'est par ce même fait qu'a commencé la dispute qui est entre vous & M. Maraviglia. Reflechissons pour cet effet sur la structure de la partie blessée & sur la mécanique de la nature.

La cuisse, ainsi que toutes les autres parties charnues, n'est qu'un tissu de fibres, de vaisseaux, de nerfs & de membranes, dont sont formées les parties organiques qui servent au mouvement volontaire, & qu'on nomme muscles. Tous les muscles sont vevêtus de membres, & chacun d'eux à son ventre, sa tête & sa queux qu'on nomme aussi ceridon, par lequel ils sont fortement attachez aux os, pour augmenter la force de leur mouvement. Maintenant que fait la balle en s'ouvrant un passage au travers de toutes ces par-

ties ! elle maltraite les fibres , en
romp l'union & la continuité ,
endommage les vaisseaux , en sorte
que les liqueurs qu'ils contiennent
s'éhapent & se répandent dans
toute l'étendue de la blessure , aussi tout ce désordre en empêche
la circulation ; il en arrive autant aux fibres nerveuses qui sont
les vehicules des esprits animaux
dont le cours se trouvant pareillement interrompu , il faut ne-
cessairement que le mouvement
cesse ou s'affoiblisse. Or , comme
c'est à la Chirurgie à porter un
prompt remede à tous ces dérangemens, il lui apartient aussi d'en
examiner les accidens & les cir-
constances, de faire là-dessus ses
raisonnemens, & d'executer sans
délais, ce qu'elle aura jugé de
de plus à propos pour la guérison
du mal. Mais toutes ces differentes parties ne se trouvant affligées
& malades que par une seule &

P iiij

même cause, sçavoir la diſſolution
de leur continuité; le raiſonnement ne conduit non plus qu'à
une ſeule indication pour en faire
la cure, qui eſt la réunion de ces
mêmes parties, laquelle ne ſe peut
certainement faire qu'en les raprochant les uns auprès des autres, & prenant bien garde à ne
pas mettre entre elles la moindre
choſe; en uſer autrement ce n'eſt
pas vouloir ſerieuſement procurer leur réunion. La tente ne peut
donc être d'aucune utilité pour
remettre les fibres & les vaiſſeaux
preſſez & repliez après leur rup-
ture dans le même état où ils é-
toient avant la bleſſure. Bien loin
de-là elle eſt une nouvelle ſepa-
ration qui les relient dans l'état
de contrainte & de diviſion où la
balle les a miſes, & un obſtacle
perpetuel à la nature qui tend &
ſe porte toujours d'elle-même à
reparer ce que les accidens déran-

gent dans l'économie de sa structure. La chose ira bien differem-
ment & avec un autre succès, si
laissant là les tentes en raprochant
les parties ( après avoir netoyé la
playe ) & les serrant l'une contre
l'autre, on procurera à la liqueur
balsamique qui est une cole naturelle la facilité de la réunir ; ce
baume opere cet effet en secon-
dant l'impetuosité avec laquelle
les liqueurs & les esprits se portent vers cet endroit pour y continuer leurs cours, car en suivant
ce mouvement, il se trouve à propos dans le lieu necessaire pour les
rétablir, & par consequent le
désordre que la balle y avoit mis
en divisant. En verité, Monsieur,
il ne seroit pas joli de dire à un
homme qu'on a étendu à terre
de se relever en lui mettant fortement le pied sur la gorge ; voilà
pourtant ce que font les partisans
des tentes, ils veulent guérir la
P v

playe, c'est-à-dire, réunir les parties divisées & rompues, car point de cure sans cette réunion, toute division empêchant l'organe de faire l'action à laquelle il est destiné. Ils veullent, dis-je, réunir en écartant & mettant dans la playe un corps qui retient les parties dans l'opreßion & la separation que la balle y a causé.

Le moyen de procurer cette réunion neceßaire, n'est-il pas plus sûre en raprochant les parties & les tenant dans cet état de jonction ou de proximité par une ligature mediocrement ßerrée, afin que cette architecture admirable & vivante, qui ßçait même réunir les os rompus ßans autre aide que d'elle seule, rétabliße les parties charnues de la cuiße dans l'ordre & la ßymetrie qu'elles étoient placées. Voilà donc en un mot, tout l'eßentiel de l'indication dont je vous parlois, faire en

forte de réunir , pour cet effet ne
pas mettre la moindre chofe entre
les parties defunies qui puiffe être
un obftacle à leur réunion , & les
tenir dans cet état d'union par le
fecours d'une ligature convenable
à la partie bleffée.

Maintenant , pour pouffer mes
reflexions plus loin , je vais confiderer la conftitution des parties ,
dont j'ai auffi parlé dans mon Livre, Je remarque en elles un mouvement naturel, imperceptible, infenfible & comme vermiculaire ,
qui felon toutes les aparences eft
produit par le cœur & porté avec
le fang par les arteres à toutes les
parties du corps. Ces arteres par
leur batement continuel heurtent
contre les parties qui leur font les
plus voifines , & celles-cy en font
de même à l'égard des autres , en
forte que ce mouvement fe continue & fe répand fucceffivement
jufqu'à la fuperficie à laquelle il

se communique par là un mouvement d'ondulation qui de plus est
soutenu par le cours impetueux
des esprits animaux , & c'est de-là
que provient le ressort secret par
lequel la nature chasse du centre
à la circonference ou du dedans
au dehors toutes les choses qui
lui sont ou inutiles ou nuisibles.

Au moyen de cette mecanique
un morceau de linge de la figure
& de la grandeur de la moitié d'un
écu qui étoit entré avec une balle
par l'aisselle gauche de M. de Blagnac , en sorti dix jours après la
blessure par l'ouverture que la balle même avoit faite en sortant
vers l'aisselle droite , & ce petit
morceau se trouva fort étroite-
ment roulé & tortué , après avoir
passé au travers des poumons. Ce
gentilhomme fut traité sans tentes & guéri en trente jours sans
aucun facheux accident , sans douleur & avec fort peu de pus.

M. Anglesio Medecin du Roy de
Sicile & premier Medecin de feue
Madame Royale ; M. Piselly Medecin renommé ; M. Varné Chirurgien general des Hôpitaux de
cette Ville, très experimenté, &
le Chirurgien major du Regiment
de Bsagnac, assisterent à cette cure, dont j'envoyai la relation à M.
Sancassani qui m'a fait réponse
qu'il l'avoit placée dans la cinquiéme partie de son *Magati res-*
*fuscité*, où elle fait la trente-sixié-
me observation.

Je ne crois pas m'éloigner beaucoup de la verité, quand je considere cette mecanique comme l'a-
gent & le principal ressort des cri-
ses, puisqu'elle n'est précisément
elle-même qu'une crise continuelle qui se fait sur la superficie du
corps par la transpiration insensible. La même mecanique con-
serve le mouvement peristaltique
des intestins, afin que par son

moyen les excremens soient pous-
sez hors du bas ventre. Elle procure l'évacuation des urines, &
donne aux poumons la force de se
décharger des flegmes ambarras-
sans par l'aide des crachats, mais
tous ces admirables ressorts ne
sçauroient jouer ni executer le
projet de la nature sans le mouvement des parties qui sont desti-
nées à cet effet ; & la liberté de ce
mouvement est d'autant plus necessaire pour la guérison des blessures, que je ne doute pas un mo-
ment que c'est par sa force que les
fibres afaissées & repliées par le
passage de la balle, se redressent
& se tendent l'une vers l'autre.
Je ne connois pas non plus de cause plus propre à empêcher cette
direction salutaire des fibres que la
tente qui vient là s'oposer directement au mouvement naturel &
à la maniere que je viens d'expliquer ; elle y excite même un

mouvement tout opofé , dont par
confequent il doit refulter un effet contraire à celui que doit produire le mouvement naturel des
parties. Ajoutez à cela que les liqueurs trouvent dans la tente un
obftacle qui empêche leur circulation ; de forte qu'elle y eft non
feulement une digue qui les arrête , mais encore une caufe d'irritation qui fait que les fibres fe
retreciffent & fe gonflant acquie-
rent par leur groffeur ce qu'elles
perdent dans leur longueur : ainfi
les vaiffeaux qui paffent entre ces
fibres fe trouvent entierement
preffez & comme nouez par une
ligature , en forte que le cours des
liqueurs s'y fait difficilement ou
point du tout dans toute l'étendue
de la playe. De-là la plenitude des
vaiffeaux au-deffus de cet endroit
fi preffé , & de cette plenitude
vient cette tention douloureufe,
vive & enflée qui y perçoit & qui

se dilatant, se repand ensuite sur
toute la partie. Je l'ai vû très souvent arriver, comme il arrive encore tous les jours dans les blef-
sures d'armes à feu traitées avec
les tentes. Mais quand ces vaif-
seaux se sont enflez & dilatez jufqu'au point que les membranes ne
le peuvent plus penetrer, il faut
alors ou que les anastomoses s'ouvrent ou qu'ils se rompent. Et
quel accident en arrive-t-il? des
inondations, des abscès, des suffocations, des gangrennes qui se
forment par les filrations des vaif-
seaux dans la cavité de la bleffure
re? d'où il naît des supurations
abondantes & vicieuses qui corrompent les autres humeurs qui
circulent dans tout le corps, l'af-
foibliffent & l'extenuent d'une
maniere à faire pitié.

Une bleffure telle que je la viens
de décrire, eft toujours accompagnée de contufion, ainfi l'on

ne peut, diront les partisans des
tentes se dispenser de s'en servir en
cette occasion. Si je leur en demande la raison, je ne sçais s'ils
me la sçauront dire. Pour moi, je
me rangerois de leur parti, si le
moyen de guérir une contusion
étoit d'en faire une autre ; mais
cela repugne au bon sens, &
ceux qui se servent de tentes ne
font autre chose que de nouvelles contusions. En voicy la
preuve, la balle poussée par la
force du feu passe dans un membre avec tant de rapidité que les
blessez mêmes ont peine à s'en
apercevoir ; mais quoique cela arrive sans douleur de leur part, il
n'y a pas de doute qu'elle n'y fasse
cette sorte de contusion qu'on
nomme improprement *Escarre.*
Maintenant, la tente qui est un
corps dure & une cause continuelle de douleur, presse les chairs
vives, dépoüillées de leur tégu-

mens & par là très-aiſées à être irrritées & mortifiées par la moindre choſe qui les touchent. Il eſt donc évident que la tente les preſſe & les foule encore beaucoup plus que n'avoit fait la balle dans ſon paſſage ; qui ſelon ma penſée, ne laiſſe d'*eſcarre* qu'à ſon entrée & à ſa ſortie. Si donc, Meſſieurs les défenſeurs des tentes m'objectent qu'à faute de les employer, les ouvertures de la playe ſe ferment trop tôt & on ne peut plus remedier à l'eſcarre que la balle a faite en paſſant d'une ouverture à l'autre. Je leur répondrai franchement que je ne tombe pas d'accord qu'il y ait de l'eſcarre dans tout le chemin que la balle a fait, mais ſeulement, comme je l'ai déja dit, dans les orifices de la bleſſure. Vous verrez, Monſieur, la preuve de cette verité, ſi vous prenez la peine de lire la recapitulation de mon Livre, vous y trouverez sur la fin du dernier chapitre, la relation d'un blessé à qui la balle entrée tout auprès du zigoma gauche étoit sortie par l'hypocondre droit. Il fut traité avec deux simples plumaceaux & deux emplatres, & sans qu'il se fit presque point de supuration; ni qu'il lui arrivât le moindre facheux accident, il se trouva parfaitement guéri au bout de douze jours. Ce soldat ne fut point sondé, ma coutume n'étant point de le faire, & quand on l'auroit voulu, il auroit fallu pour cela une autre sonde que celle dont on se sert ordinairement: ensuite si on avoit voulu lui passer un lacet, ainsi qu'il se pratique en plusieurs lieux d'Italie & de Piémont, au grand dommage des blessez, à peine la moitié de la corde d'un puits y auroit-elle suffi?

Vous voyez, Monsieur, que

j'appuye mes raisonnemens par des faits incontestables, car je ne vois point de preuve plus éviden- te ni plus propre à dissiper le dou- te que l'experience ; il faut que devant elle toute dispute cesse, elle est la maitresse des sciences; c'est sur elle qu'il faut se fonder, & non sur les raisonnemens fri- voles & les opinions chimeriques de votre M. Maraviglia.

Au reste, je m'aperçois que je passe icy les bornes d'une Lettre & qu'il est tems de conclure, Je vous dirai à cet effet que si vous trouvez que les raisons avec les- quelles j'attaque l'usage des ten- tes meritent de paroître dans le public, je vous laisse le maître de les y produire comme bon vous semblera. Ce que je juge de plus à propos pour l'utilité generale, est que vous joigniez en un seul volume tout ce que vous avez écrit, les aditions de vos amis,

& ce que votre adversaire a mis
au jour sur cette matiere, afin
qu'on voye en un seul livre toutes
les raisons de part & d'autre, &
il vous sera glorieux d'aller ainsi
de compagnie avec les plus cele-
bres Chirurgiens de l'Europe qui
se sont interessez à notre methode
& qui la suivent, tandis que notre
adversaire s'en fera une particuliere à lui seul ou à un petit nombre
d'obstinez, qui mal instruits & peu
charitables ne sçauroient en rien
diminuer le lustre de votre reputa-
tation. Obligez-moi, Monsieur,
de presenter mes très-humbles
respects à l'illustre M. Sancassani,
& croyez que je suis plus que personne.

## MONSIEUR,

Votre très-humble & très-
obéissant serviteur,
BELLOSTE.

*A la Venerie Royale
le 4 Juillet 1714.*

# II. LETTRE

## DE M. BELLOSTE,

### à *M. Boccatini*.

# MONSIEUR,

L'aimable campagne où je suis, le loisir, & la charité du prochain m'ont déterminé à vous écrire la Lettre que je me suis donné l'honneur de vous envoyer par le Courrier ordinaire. Mais pour vous avouer la verité, je l'ai écrite avec cette précipitation si naturelle à ma nation, & sans autre dessein que celui de combattre l'usage des tentes. Depuis je me suis fait apporter de Turin les Réfléxions imprimées de M. Maraviglia votre adversaire; & les ayant relues, il m'a pris envie de répondre pied à pied à toutes ses objections,

d'autant plus que j'ai remarqué
dans son incivile Préface, *page* 4
*ligne* 22, qu'il me fait auteur de
tres-piquantes railleries, dont j'ai
pourtant grand soin de m'abste-
nir; & qu'il me paroît persuadé
que je ne suis pas capable de lui
apporter des preuves propres à le
convaincre. Plût à Dieu que celles que j'ai aportées dans ma premiere Lettre & celles que je vas
ajouter dans celle-ci, puissent lui
défiller les yeux, ou aux critiques
plus dociles que lui; ou que du
moins elles les détournent du
mauvais dessein qu'ils ont d'en
imposer aux autres Professeurs.
Avant de répondre, je suis bien
aise de repeter ce que je vous ai
dit dans ma précedente; que si ce
critique avoit lû la Traduction
de mon Livre que M. Sancassani
a donnée au public, il se seroit
épargné la peine de faire des objections ausquelles on avoit déja

pleinement répondu ; & que s'il l'a véritablement lû, il se montre aussi extraordinaire par son obstination que par sa témerité. Mais faisons luy connoistre combien il a mal employé son argent dans les Ecoles, & quels doivent être les remords de sa conscience en retenant celui qu'on lui donne pour les blessures qu'il traite si mal avec ses rentes.

1°. Il dit page 6 ligne 19 : Cesar Magati prétend contre l'expérience de toute la vénerable antiquité, &c,

C'est au contraire l'expérience même qui a détrompé Magati, en lui faisant voir les fâcheux accidens qui arrivent aux blessez par la maniere ordinaire de les traiter & panser avec des rentes ; c'est elle aussi qui en a détrompé beaucoup d'autres après lui, & surtout vous & moi. En choses de fait & dans une question toute de pratique,

tique, qui peut mieux établir une vérité, que les preuves inconte-stables de l'experience?

2°. Dans la même page l. 28 il dit : *ce sentiment mourut presque en même tems que ses illustres Auteurs, &c.*

Quand même la méthode de Magati auroit été ensevelie avec lui, ce dont je ne conviens point, ce n'est pas une preuve qu'elle soit mauvaise ou défectueuse : un tel malheur doit plutôt être attribué à la négligence, à l'ignorance, & peut-être à l'avarice des Profes-seurs qui le suivoient, & qui se contentant de tirer leur salaire, negligerent de travailler commé lui. Mais notre siecle le dédom-mage de l'ingratitude de celui où il a vêcu. La même disgrace arri-va au docte *Santorio Santorii* au-jourd'hui si celebre. Enfin le So-leil obscurci dans le temps de l'é-clipse, se fait ensuite voir plus brillant qu'auparavant.

3°. Page 7. l. 3. *se faifant un grand point d'une seule observation, &c.*

C'eſt à vous qu'en veut ici M. Maraviglia : mais il ne ſçait pas apparemment que ſi vous avez fait cette premiere experience, elle a été ſuivie d'un grand nombre d'autres très-curieuſes, que d'autres ont fait en ſuivant la méthode de Magati ſur toutes ſortes de bleſſures & dans toutes les parties du corps. La premiere eſt celle qui ouvre les yeux & qui ſert comme de guide pour les ſuivantes ; & s'il ne prend lui-même le parti d'en faire autant, il reſtera toujours enſeveli dans les tenébres de ſon opiniâtre ignorance.

4°. A la même page l. 28 : *Il eſt certain qu'il n'y a point de bleſſure qui ne cauſe un épanchement de ſang dans toute l'étendue de la taillade, &c.*

Cet argument qui occupe preſque toute la page ſuivante, eſt

tout-à-fait vain, & pour le dire
nettement, un pur jeu d'imagination : afin qu'il fût de quelque force, il faudroit supposer une cavité
capable de contenir beaucoup de
sang, dans laquelle il pût se coaguler & ensuite fermenter. Mais
dans les blessures & surtout dans
celles qui ont donné occasion à
cette dispute, quand les balles pénetrent dans les membres ou les
percent de part en part, elle ne
laissent dans leur passage aucune
cavité ; puisqu'elles n'emportent
pas avec elles la substance des parties, mais qu'elles ne font seulement qu'y causer du dérangement
dans leurs fibres & dans leurs vaisseaux ; & aussitôt après leur passage, les parties se raprochent & se
rejoignent de façon qu'à peine y
reste-t-il assez de vuide pour que
la sonde puisse passer. Le sieur
Pandolfe paroît peu connoître les
blessures d'armes à feu. Il est vrai

comme il les a toujours pansées
avec des tentes, en les introdui-
sant dans leurs orifices, il lui sera
sans doute arrivé d'y voir ce que
quiconque a des yeux peut pareillement y remarquer, sçavoir que
là où l'on met des tentes & qu'on
les laisse dans les orifices des blef-
sures, ces mêmes tentes ouvrent,
irritent & tiennent ouvertes les
embouchures des vaisseaux qui
ont été coupez par les balles;
qu'alors & par cette même raison
il se fait des épanchemens de sang
& de liqueurs qui se trouvant en-
fermées entre les deux tentes comme entre deux écluses ou deux digues, pour ainsi dire, elles y fer-
mentent, & par-là alterent les
chairs dans lesquelles elles sont
contenues: desorte qu'ensuite il
s'y forme des poches, des abscès
qui se dégorgeant, rendent d'a-
bondantes supurations accompagnées d'étranges & dangereux

accidens, dont les pauvres bleſſez ſont cruellement tourmentez. Tels ſont, Monſieur, & ne ſont que trop les effets de ces funeſtes tentes. Malgré tout cela, ces bons Chirurgiens voyant de tels égoûts ne laiſſent pas d'applaudir, & de dire aux malades & aux aſſiſtans allarmez, que leur peur vient de ce qu'ils ne ſont pas du métier & n'en ſçavent pas autant qu'eux ; que ces ordures reſteroient dans la partie avec un très grand danger pour le bleſſé, ſi l'on n'avoit ſoin de tenir ouverts par le moyen des tentes les orifices de la bleſſure. Mais envoyez-moi toutes ces tentes au diable, & vous verrez qu'il n'y aura ni ſupuration ni accident. Au reſte je veux bien croire, pour ne pas accuſer de mauvaiſe foi les anciens qui ont mis les tentes en uſage, qu'ils ne l'ont fait que parce qu'ils ont penſé qu'elles étoient néceſſaires : mais eſt-ce la

Q iij

seule chose dans laquelle ils se
soient trompez? la sanguification,
la circulation, l'usage des visceres
& tant d'autres choses où ils ont
donné dans le faux, ne prouvent-
elles pas qu'ils ont également pû
faire des bévûes dans ce qui est de
pratique.

5°. Page 8 l. 21 : *Ce fut par trois*
*principaux motifs que les Anciens mi-*
*rent les tentes en usage, &c.*

En verité j'aurois dequoi me
fâcher contre le sieur Pandolfe, de
supposer, comme il fait dans sa
Préface, *p.* 4 *l.* 15, que je sois assez béte pour ne pas comprendre
qu'il écrit contre Boccacini &
non contre Magati. Mais Dieu
veuille bien faire grace à ce jeune
homme, comme je pardonne sa
sotise à son âge & à son peu de jugement. Pour le convaincre de
mauvaise foi à cet égard, il suffit
de voir cet article, où après avoir
exposé les trois motifs pour les-

quels il dit que les tentes ont été
mifes en ufage, *il fe difpofe à prou-*
*ver que l'introduction de ces tentes dans*
*les bleffures n'y caufe pas cette plus*
*grande quantité de pus, ainfi que fe*
*l'imagine notre Chirurgien.* Je fçais
bien que c'eft de vous qu'il parle-
là; mais peut-il s'en prendre à vous
fans attaquer votre Magati. Au
furplus ce que je viens de dire
prouve, ce me femble, évidemment que les fupurations abondantes proviennent des tentes : il
me refte donc à faire voir que la
facilité qu'elles donnent aux médicamens pour s'infinuer dans le
fond de la bleffure, ce qui eft le fecond des motifs qu'il apporte en
leur faveur, n'eft d'aucune utilité
pour la guérifon ; car les médicamens, ainfi que vous le fçavez parfaitement, ne peuvent faire autre
chofe que détremper & diffoudre
le baume du fang, & par-là le rendre inutile aux befoins qu'en ont

les bleſſez. Y auroit-il par hazard
dans le monde un Chirurgien aſſez ſot pour croire que les médicamens s'uniſſent au baume naturel des parties, & qu'ils ſe con-
vertiſſent en notre ſubſtance ? En
eſt-il des remedes comme des alimens qui ſe digerent, enſuite ſe
changent en chile & enfin en
ſang ? C'eſt donc une barbare
cruauté à M. Pandolfe & à ſes pareils de fourrer des tentes & des
onguens dans les bleſſures ; les uns
& les autres ſont & ſeront toujours des corps étrangers qui ſont
& ſeront auſſi toujours des obſta-
cles à cette réunion que je vous
ai dit dans ma précedente devoir
être le premier point de vûe & le
but où l'on devoit d'abord tendre
dans le traitement des bleſſures.
N'en déplaiſe à votre adverſaire,
il me permettra de lui enſeigner
que cette réunion commence toujours à ſe faire dans le milieu des

parties offenſées & dans le fond
de la bleſſure : il n'y a point de
verité plus évidente que celle-là ,
& il eſt tout-à-fait ſurprenant
qu'elle ſoit ignorée de M. Maraviglia.

6°. P. 9 l. 9. *Les tentes doivent ſe
faire de linge très-ſimple & très-fin ,
&c.*

Eh bien que les tentes ſoient
très-molles & très-fines , cela les
empêche-t-il d'être des corps é-
trangers que la nature ne peut
ſouffrir ſans beaucoup de douleur ?
Vraiment non , Monſieur , elles
n'en irritent pas moins les parties
délicates de la chair vive , en les
touchant & heurtant contre elles ; ce qui ne peut s'éviter en aucune maniere. Mais en les irritant
elles tiennent ouvertes les embouchures des petits vaiſſeaux , & par
conſéquent il faut qu'il en décou-
le toujours de la liqueur.

7°. A la même page l. 17. *Je ne*

*veux pourtant pas nier que les tentes ne causent quelque petite douleur,* &c.

Que la douleur soit grande ou petite, on ne doit pas moins tâcher de n'en point causer dans la cure des blessures : c'est elle qui est la source de tous les funestes accidens qui surviennent ; & l'homme n'a pas de plus cruel ennemi que la douleur même. Le pus n'est jamais plus abondant ni plus corrompu, que quand les les parties en sont comme baignées & inondées par son séjour. Mais il n'y en fait aucun lorsque les orifices sont libres de tout embarras ; parce que les parties s'afaissent par leur propre poids, & leurs extrêmitez s'unissent les unes aux autres, ensorte qu'elles ne laissent entre elles aucun vuide capable de contenir du sang ou du pus ; & la réunion par ce moyen se fait sans aucun obstacle. Mais M. Pandolfe soutient que la supuration arrêtée ou ces

humeurs corrompues & féjour-
nantes caufent plus de mal que les
tentes. Helas ne voudra t-il jamais faire attention que cette fupuration & ce féjour des humeurs
eft l'effet de la tente qu'il introduit, & par-là la caufe de tous les
fâcheux accidens qu'il voit lui-
même en provenir. Encore une
fois, je le lui repete, qu'il ôte &
laiffe là les tentes, il ne verra plus
ce dégorgement de pus & de corruption.

8°. P. 10 l. 9. *Les particules du
premier & du fecond élement qui font
répandues dans l'air, &c.*

Ce miferable raifonnement dont
il a barbouillé toute la dixiéme
page, ne mérite point de réponfe.
Mais à l'entendre fuppofer *des
vents puans, des quantitez de pus &
d'apoftéme & des vapeurs qui fortent
inceffamment de la bleffure;* ne s'ima-
gineroit-on pas que le paffage de
la balle a laiffé une cavité auffi

Q vj

grande que celle du ventricule?
A l'égard des vapeurs, elles sortent bien plutôt du cerveau é-
chauffé de votre adversaire, dont
je ne doute pas qu'il ne se sache
bon gré d'avoir le premier fait
une si jolie découverte.

9°. P. 11 l. 8. *il me paroît à présent*
*que je leur ai démontré qu'il en est tout*
*le contraire de , &c.*

Votre antagoniste n'a pas son
pareil à faire l'éloge des médicamens & à en croire l'usage indis-
pensablement necessaire. Il nous
demande des preuves qui le per-
suadent du contraire ; il nous est
aisé de lui en donner, pourvû qu'il
se contente de celles qui tombent
sous les sens. Car ce ne sont point
des raisonnemens subtils qu'une
imagination chimérique tire comme par force d'un esprit égaré
dans les labirinthes d'une vaine
Métaphysique. Non, ce sont des
faits certains & la pratique même

qui en sont les preuves. Et qui peut mieux juger sur la difference & l'avantage des méthodes, que ces Maîtres de l'Art qui ont eu pendant très-long-temps des emplois & occupé des postes où les occasions de travailler étoient fréquentes, & où ils avoient toute la commodité & l'autorité pour le faire, selon que leur dictoit leur propre jugement ? Ce sont eux, & non le sieur Pandolfe, qui sont capables de nous persuader que la plus grande partie des fâcheux événemens qui arrivent aux pauvres blessez, ne sont que les funestes effets de la mauvaise méthode qu'on suit en les traitant. Cette preuve de pratique est concluante, c'est une démonstration devant laquelle il n'y a point d'objection qui ne tombe & ne perde toute sa force.

10°. P. 12 l. 14. *Tous les Livres étant remplis des rélations de cures mer-*

veilleuses qu'on avoit jugé incurables, &c.

Je suis persuadé que les Livres sont pleins de cures de blessures jugées incurables ; & je sçai même qu'on s'y est servi de tentes. Je dirai bien davantage : moi-même j'en ai guéri plusieurs avant que j'eus renoncé à l'usage des tentes & embrassé la méthode opposée. Mais j'avoue ingénuement qu'il est aussi péri entre mes mains plusieurs blessez dont je vois à présent que la guérison auroit été certaine, si j'avois sçû alors & pratiqué la méthode que désaprouve si fort le sieur Maraviglia. De plus ceux qui guérissoient alors ne sortoient pas de mes mains sans beaucoup de douleurs & de fâcheux accidens qui ne provenoient que des tentes : & c'est-là justement la raison qui faisoit regarder ces blessures comme incurables, & croire leur guérison si merveilleuse. Enfin de-

puis que j'ai donné le congé aux
tentes, j'ai guéri & fait guérir un
très grand nombre de semblables
blessures, comme si ce n'avoit été
que de simples excoriations.

11. A la même page l. 27. *Et
dans les cas de peu d'importance tel que
celui dont il s'applaudit tant, &c.*

En verité je suis étonné & avec
raison sans doute, que le sieur Maraviglia regarde deux balles qui
ont percé la cuisse de jour à jour,
& une qui a resté dedans, comme
un léger accident, jusqu'à dire,
comme le bon homme, que ces
trois blessures n'étoient que de petites égratigneures ( page 17 l. 13)
il auroit mieux fait de s'épargner
la peine d'écrire de pareilles réfléxions. Le peu de douleur & la
promptitude avec laquelle ce
blessé a été guéri, luy ont donné
occasion de parler de la sorte.
Mais si l'on avoit traité ces trois
blessures avec des tentes, ne se-

roient-elles pas venues de confequence & d'une dangereuſe ſuite ?
Si le pauvre *Bonnefoi* avoit été entre les mains de M. Maraviglia
ou de ſon maître, & qu'après l'a-
voir réduit par leur méthode à un
état déplorable, ils l'euſſent enfin
guéri, ils n'auroient pas manqué
de mettre alors cette cure au nombre des merveilleuſes & des incurables. Qui ne ſe défieroit pas de
la hardieſſe & de l'aſſurance dont
parle notre docteur, penſeroit
qu'il n'a jamais traité ni guéri de
moindres bleſſures que des corps
partagez par des boulets de ca-
non.

12. P. 13 l. *Et il ne ſert de rien de dire
avec Magati qu'il faut tout abandonner aux ſoins & aux efforts de la nature, &c.*

Je demande pourquoi cette raiſon n'a point de force. La voici :
c'eſt parce que, comme le dit M.
Pandolfe lui-même, la nature a

beſoin d'être aidée dans les bleſſures , ainſi que dans tous les autres maux. Mais combien de fois
arrive-t-il dans les autres maladies comme dans les bleſſures, que
le Médecin & le Chirurgien
croyant aider la nature, ne font
au contraire que l'alterer encore
davantage & la ruiner ? Et certainement celui-ci eſt bien éloigné
de ſon but , s'il cherche à ſoulager
la nature en panſant les bleſſures
deux fois le jour & peut-être plus
ſouvent : il ne fait qu'alterer la
ſanté des bleſſez,en expoſant leurs
playes aux injures de l'air ; & il
ſe trompe bien fort , de croire que
l'introduction des tentes ſoit un
aide à l'action de la nature , puiſque c'eſt un des plus grands obſta-
cles qu'on y puiſſe apporter , ce
qne je ne ſçaurois démontrer ici,
ſans répeter tout ce que j'ai déja
dit pour établir cette verité.

13.P.14 l.31. *Qu'il faut tirer le plû-*

tôt qu'on peut les balles hors de la playe, &c.

Le raisonnement, la théorie & la pratique disent également qu'il faut retirer les balles le plutôt qu'il est possible, surtout lorsqu'il y a du danger qu'elles ne tombent dans quelque cavité, ou quand elles se trouvent placées de façon qu'elles peuvent empêcher l'action & le mouvement de quelque partie. Mais ces deux cas exceptez, il faut quand il se rencontre de la difficulté à les retirer, en laisser le soin à la sage conduite de la nature. Nous n'avons pas besoin d'avoir recours à l'autorité des grands Maîtres pour établir l'utilité de cette maxime : le fait est si clair qu'il rend la chose évidente par elle-même. Un peu de pratique joint à une étincelle de bon sens suffit pour empêcher de penser autrement. Au reste je ne sçaurois assez vous louer d'en a-

voir ufé de cette façon à l'égard
de *Bonnefoi* , & le bonheur avec
lequel la nature y a apporté à
fleur de peau la balle que vous a-
viez fagement laiſſée à fa difpofition, vous met à couvert de toutes
les cenfures de votre critique.

14. P. 16 l. 16. *Qui ignore l'incer-
titude des conjectures qu'on tire du
pouls , &c.*

Il n'eſt que trop certain que la
quantité des remedes contribue
beaucoup à la plupart des fâcheux
accidens qui arrivent aux bleſſez,
comme j'en ai difcouru dans plus
d'un endroit. On n'a qu'à lire mon
Livre, on y trouvera un chapitre
exprès fur la difcuſſion de ce point
important. Il eſt pareillement
certain qu'un habile Praticien
connoît par le pouls du bleſſé le
bon ou le mauvais état de la bleffure, & que fans y regarder il fçait
tous les dérangemens qui y fur-
viennent , & s'apperçoit auſſi

quand les chofes vont heureufe-
ment à la guérifon ; il n'a pas befoin de les découvrir pour expliquer comment tout s'y paffe : mais
cette connoiffance , non plus que
bien d'autres , n'eft pas à la portée
de tout le monde : elle eft refervée
à ces Maîtres experimentez , qui
font plus attentifs & plus appli-
quez à la guérifon des bleffez,
qu'aux minoderies & au foin pué-
rile de s'attirer de la réputation.
Non elle n'eft pas donnée à ceux
qui ne cherchent qu'à faire para-
de d'une dangereufe fcience &
d'un vain babil, dont il ne réfulte
aucun avantage aux bleffez. Je ne
parle pas ici de ceux à qui les
tranfports de la jaloufie ou l'excès
de l'avarice fait voir de mauvais
œil l'affurance avec laquelle rai-
fonnent & travaillent ceux qui
fuivent notre méthode. S'il y a de
tels Maîtres dans l'Art dont le
cœur foit corrompu par une fi

noire malice, je ne les mets plus qu'au rang des bourreaux, & non au nombre des gens à qui il reste des sentimens d'humanité.

15. P. 18 l. 5. *Pour en venir à la cure des blessures simples & legeres, telle que celle qu'il a guérie, &c.*

Ne voilà-t-il pas encore notre nouvel Auteur qui continue à traiter de bagatelles les blessures dont il est question. Vous aviez bien raison, lorsque vous disiez en badinant que c'étoient des égratignures qu'il auroit été bien fâché d'avoir lui-même. Et moi je lui réponds ici que ces bagatelles dans ses mains & dans celles de ses pareils, seroient devenues des choses merveilleuses & des playes mortelles, en les traitant à leur dangereuse maniere.

16. A la même page l. 21. *Si quelque vaisseau est coupé, &c.*

Quand les blessures sont absolument mortelles, il n'y a point de

méthode qui les guériſſe. Dans
cette occaſion néanmoins comme
dans toutes les autres, celle qui
donne l'excluſion aux tentes &
fréquens médicamens eſt la meil-
leure, parce qu'elle fait du moins
que le malheur des bleſſez finit
par une mort tranquile ; & ce
n'eſt pas un petit bien que de leur
diminuer conſidérablement les
douleurs, & leur épargner quantité de funeſtes accidens.

17. P. 19 l. 8. *Magati a laiſſé dans
ſes Livres de belles & grandes recettes,
&c.*

Je ne doute pas que non ſeulement Magati, mais encore pluſieurs autres Auteurs avant lui,
n'ayent mêlé dans leurs Ouvrages
quantité de remedes ſpécieux &
de longues recettes ; mais je crois
auſſi que ces vénérables Anciens
ne s'en ſont jamais ſervi, & qu'ils
n'ont eu deſſein que de groſſir le
volume, en les y inſerant d'un air

docte & magiſtral. Car il eſt bien ſûr qu'on peut réduire dans un très-petit eſpace tout l'eſſenciel des médicamens qui ſont véritablement neceſſaires pour traiter les bleſſures ; & les Chirurgiens qui en uſent le moins ſont les plus judicieux dans leur Art.

18. En ce même endroit ſur la fin, *ſuivez donc la grande route, &c.*

Si Malpighi & tant d'autres ne ſe fuſſent jamais éloignez de cette grande route, nous n'aurions pas tant de belles découvertes qu'ils ont eu la ſatisfaction de faire au grand avantage de la Médecine. Enfin nous voyons que la théorie a fait du progrès, que la pratique s'eſt perfectionnée, & qu'on a entierement quitté cette route qui n'eſt aujourd'hui fréquentée que par des bouriques indociles & obſtinées.

Je finis, Monſieur, en vous laiſſant la liberté de faire de cette

briéve réplique l'ufage que vous
jugerez à propos, fi vous croyez
qu'elle puiffe être de quelque utilité au Public, & vous priant de
me croire,

MONSIEUR,

Votre très-humble & très-
obéiffant ferviteur,
BELLOSTE.

*A la Venerie Royale
le 12 Juillet 1714.*

## FIN.